Bettina von Cossel

Liebevoll schlank

Das Workbook zur Traumfigur

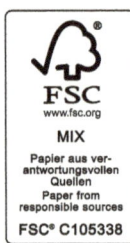

Bibliografische Information der Deutschen Nationalbibliothek:
Die Deutsche Nationalbibliothek verzeichnet diese Publikation in der Deutschen Nationalbibliografie; detaillierte bibliografische Daten sind im Internet über http://dnb.dnb.de abrufbar.
1.Printauflage/November 2021
© 2021 Bettina von Cossel, London, und Literarische Agentur HML-Media Nürnberg, Siemensstraße 47, D-90459 Nürnberg, www.hmlmedia.de
Lizensvergabe auf Anfrage.
Nachdruckdienst HML-Media Nürnberg
Alle Rechte vorbehalten!
Herstellung und Verlag: BoD – Books on Demand, Norderstedt
ISBN: 9783755738589

Inhalt

Herzlich willkommen!

Wie schön, dass Du dieses Buch zur Hand nimmst. Ich habe es mit viel Herz geschrieben, denn das Thema Abnehmen bewegt mich seit vielen Jahren. Es hat mich durch Höhen und Tiefen begleitet und mich zur wahren Abnehm-Expertin werden lassen. Doch irgendwie fehlte mir das letzte Puzzleteilchen. Eine Art magische Zutat, denn ich kam nie richtig zum Erfolg – schon gar nicht dauerhaft.

Als ich diese besondere Zutat schließlich entdeckte, brauchte ich keine Diätbücher mehr. Denn es geht nicht um Diät, sondern um Selbstliebe und eine dauerhafte, gesündere Lebensweise. Trotzdem wäre eine Anleitung schön gewesen. Ein Ratgeber, den ich immer wieder zur Hand nehmen und wie einen guten Freund um Hilfe bitten könnte. Ein Buch, das mir meinen Weg zeigt, in Schritte gegliedert, und zwar auf mich persönlich zugeschnitten. Und gleichzeitig auf

Leicht ins neue Leben

alle anderen, die es zur Hand nehmen. Da ich so einen fabelhaften Ratgeber nirgendwo finden konnte, habe ich ihn selbst geschrieben.

Du hältst also kein Diätbuch in den Händen, sondern ein praktisches Workbook, das Dir nun auf Deinem persönlichen Weg liebevoll zur Seite steht. Gleichzeitig ist es die Schatztruhe meiner Tipps und Tricks für ein gesundes, schlankes Leben. Für die Liebe zu Dir selbst, zu Deinem Körper und Deiner Seele. Natürlich steht auch darin, wie ich mich grundsätzlich ernähre. Vielleicht möchtest Du es mir nachmachen. Vielleicht dient es Dir als grober Wegweiser für Deine Ernährung. Vielleicht hast Du aber auch schon eine gesunde Ernährungsweise gefunden, die zu Dir passt, und konzentrierst Dich deshalb vornehmlich auf die Tipps, Tricks und Übungen in diesem Buch.

Wie auch immer Du meinen Ratgeber nutzt, er wird Dir hilfreich zur Seite stehen und Dich begleiten.

Wo bitte geht's zum Wunschgewicht?

„Wenn man sich für eine gute, gesunde Lebens- und Ernährungsweise entscheidet, erreicht man früher oder später auch sein Traumgewicht — irgendwo im medizinisch normalen Gewichtsbereich, ganz nach dem eigenen persönlichen Wohlfühlfaktor ..."

... wenn nicht so schnell etwas Unverhofftes dazwischenkäme. Denn zwischen Theorie und tollem Ergebnis liegt der gute Vorsatz. Der hat leider die dumme Angewohnheit, sich bald wieder in Luft aufzulösen. Auch Diäten betteln geradezu danach, dass Du sie wieder abbrichst. Und schon tust Du ihnen den Gefallen und die ganze Misere geht von vorne los.

So ging es jedenfalls mir.

Ich weiß gar nicht mehr, wie viele Diäten ich abgebrochen und immer wieder hoffnungslos in den Spiegel geguckt habe. Wie oft ich mich umständlich in Handtücher und Laken hüllte, damit mich ja keiner nackt sieht — schon gar nicht der Eine, für den ich eigentlich gerade gerne umwerfend sexy aussehen wollte. Wie oft ich enttäuscht aus Geschäften ging, weil es einfach nichts Schickes in meiner Größe gab.

Vielleicht geht es Dir genauso. Oder ist dies Dein erster Versuch, Dein Wunschgewicht zu erreichen? Wie auch immer, hier bist Du richtig! Um es gleich klarzustellen: Dieses Buch ist ebenso für Männer wie für Frauen gedacht, auch wenn meine Anekdoten über meine eigenen Erfahrungen natürlich aus weiblicher Perspektive geschrieben sind.

Lass mich raten: In Deiner Fantasie siehst Du Dich bereits schlank, gesund und fit vor Dir. Am Strand oder im schicken Outfit, angenehm gewärmt von den bewundernden Blicken der anderen. Deine Traumfigur hast Du längst erreicht und hältst sie mit Leichtigkeit. Aber wie Du da eigentlich hinkommst, weißt Du nicht so recht.

Machen wir die Reise also gemeinsam! Ich freue mich jetzt schon auf Deine Erfolgsstorys und Fotos.

Doch erstmal kurz etwas zu mir und meiner JoJo-Gewicht-Geschichte:

Ich war ein dünnes Kind und später ein schlanker Teenager, von ein paar zusätzlichen Kilos mal abgesehen, die ich mir ab und zu anfutterte. Nach meinen Schwangerschaften kaschierte ich meinen Bauch einige Zeit unter weiten Männerhemden, dann war ich wieder die Alte. Doch dann kam der Schocker: drei Fehlgeburten, eine nach der anderen. Schon beim Gang zum Ultraschall krampfte sich jedes Mal mein Magen vor Angst zusammen, dass auch dieses Baby gestorben sein könnte und ich es tot auf die Welt bringen musste. Und so war es dann auch immer.

Über die ganze schreckliche Zeit hielt mich nur Schokolade über Wasser, denn als dreifache Mutter hatte ich auch so noch alle Hände voll zu tun. Dann wurde ich erneut schwanger. Die Ärzte hatten mittlerweile herausgefunden, woran es wahrscheinlich gelegen hatte. Sie konnten nichts garantieren, aber plötzlich schimmerte ein Licht am Ende des Tunnels. Wenn nicht mein Gynäkologe gewesen wäre.

„Das sieht gar nicht gut aus." Ich sehe noch genau vor mir, wie er beim wöchentlichen Blick auf den Ultraschall jedes Mal bedenklich den Kopf wiegte. „Ich kann Ihnen leider nicht viel Hoffnung machen."

Drei Mal darfst Du raten: Mein Rettungsanker war Schokolade.

Schokolade, Schokolade und mehr Schokolade.

Auch nach der glücklichen Geburt hielten mich, als Mutter von nun vier lebhaften Kindern, Schokolade und Süßigkeiten immer wieder hoch. Außerdem natürlich die Reste auf den Kindertellern, die kleinen Happen zwischendrin und die praktische Tüte Chips für unterwegs. Auch unsere Keksdose zog mich geradezu magisch an. Die schicken Kleider, die ich früher einmal getragen hatte, hatte ich längst aussortiert. Jetzt trug ich märchenhaft-weite Oberteile wie Sterntaler. Doch statt der Goldstücke fielen bei mir die Pfunde vom Himmel.

Von gesunder Ernährung keine Spur. Ehrlich gesagt dachte ich nicht einmal daran. Ich war ausschließlich auf meine Figur fixiert. Die Kilos mussten weg und zwar schnell. Also ging ich auf eine Diät und bald auf die nächste. Aber die verschiedenen Diäten hielten mich nicht bei der Stange. Die Versuchung der Keksdose war einfach zu groß. Außerdem hatte ich ja die Ausrede, eine junge Mutter zu sein. Die letzte Geburt war schließlich nicht so lange her - bis es dann zwanzig Jahre waren.

In all der Zeit war ich nicht nur ständig „auf Diät", sondern habe mich auch komplett falsch ernährt und deutlich zu wenig bewegt. Die von mir bevorzugten Speisen und Getränke fand ich köstlich, meine Sofastunden gemütlich. Dort träumte ich dann von meiner zukünftigen Traumfigur. Doch Träume allein machen nicht schlank und zur nötigen Aktion konnte ich mich nicht aufraffen. Ich war total frustriert. Überall war mir mein leidiges Figurproblem vor Augen. Zu Hause im Bad, in der Reflektion der Schaufensterscheiben und bei der mühsamen Kleiderwahl in großen Größen. Neonbeleuchtete Umkleidekabinen mit Spiegeln, in denen man sich von allen Seiten bewundern kann, waren mir besonders zuwider – und aus Frust dann wieder Schokolade.

Meine 3 Riesen-Irrtümer

Bestimmt kennst Du dieses Dilemma. Du hättest am liebsten das Eine, Wunderbare, von dem Du schon so lange träumst. Aber das Vertraute, Altbewährte willst Du auch nicht hergeben. Wenn überhaupt, dann nur vorübergehend und ganz kurz.

Eigentlich fand ich meinen Lebensstil angenehm, mit all dem leckeren

Liebevoll schlank

Essen und den gemütlichen Stunden auf dem Sofa. Wenn da nicht mein blödes Gewichtsproblem gewesen wäre. Die Diät sollte das lösen. Eine vorübergehende Zeit des Leiden also, nur für eine Weile. Je schneller ich damit Traumergebnisse erzielte, desto besser. Ich würde toll aussehen, malte ich mir aus, und natürlich konnte ich nach der Diät wieder essen wie vorher – ganz ohne zu darben.

Das war mein Riesen-Irrtum Nummer Eins, stellte sich über die Jahre immer wieder heraus. Der Jo-Jo-Effekt folgte nämlich auf dem Fuße. Kaum hatte ich abgenommen und aß wieder wie vorher, nahm ich gleich wieder zu. Die Kilos kamen auf meine Hüften zurück wie ein Bumerang. Ziemlich bald hatte ich dann wieder so viel zugenommen, dass eine neue Diät anstand. Nun ging das Ganze von vorne los.

Über die Jahre schnellte mein Gewicht nach jeder Diät leider immer rasanter und deutlicher nach oben. Es ging auf und ab. Im Nachhinein erkannte ich, dass ich meinen Körper dabei eigentlich die ganze Zeit über falsch oder unzureichend ernährt habe - lediglich unterbrochen von kurzen Abnehmphasen, die mit ihrem Ernährungsplan meist auch nicht gerade die Gesundheit gepachtet hatten.

Mein Riesen-Irrtum Nummer Zwei war, meine ungesunde Ernährung mathematisch mit körperlicher Aktivität ausgleichen zu wollen. Ich war eine Stunde lang schwimmen, überlegte ich, also konnte ich mir die Sachertorte jetzt leisten. Mit dem Stück Sachertorte hatte ich X Kalorien gegessen. Die Stunde Schwimmen verbrauchte ebenfalls X Kalorien. Also hatte das Schwimmen die Tortenkalorien ausgeglichen. Ich rechnete mir das so aus als hätte ich die Torte gar nicht gegessen.

Jahre später wurde mir klar: Diese mathematische Formel funktioniert nicht. Erstens verrechnete ich mich meistens. Ich hatte keine Ahnung, wie lange ich tatsächlich Sport treiben müsste, um mir das Tortenstück wieder abzusporteln. Zweitens wollte ich ungesunde Essgewohnheiten mit körperlicher Aktivität vertuschen. Der Sport sollte bewirken, dass andere meine Ess-Sünden nicht bemerken. Ich wollte mich so ungesund weiterernähren wie bisher, nur sehen sollte es niemand. Damit ernährte ich meinen Körper aber mangelhaft und tat ihm keinen Gefallen. Dass ich immer mehr Zipperlein und körperliche Beschwerden bekam, schob ich auf mein Alter und den allgemeinen Stress heutzutage. Darauf, dass ich durch meine schlechte Ernährung und die vielen Diäten selbst dafür verantwortlich sein könnte, kam ich überhaupt nicht.

Heute weiß ich: Für sportliche Aktivitäten und einen fitten, schlanken Körper braucht man eine entsprechend gesunde Ernährung. Sport und Ernährung gehen Hand in Hand und sollten sich komplementieren und bereichern. Nicht sich gegenseitig ausgleichen. Damals wusste ich das leider nicht, sonst hätte ich das schon viel früher anders gemacht.

Mein dritter Riesen-Fehler war mein allzu großer Fokus auf Kalorien. Diäterfahren wie ich mittlerweile war, wusste ich natürlich genau, wie viele Kalorien ich höchstens täglich essen durfte, um mein Gewicht zu halten oder abzunehmen. Brav zählte ich also die Kalorien zusammen und achtete überhaupt nicht darauf, ob das eigentlich gesund war, was ich da aß. Schließlich kann man auch mit einer Wein-, Keks- und Fritten-Ernährung abnehmen, wenn man entsprechend wenige Kalorien zu sich nimmt – und tut seinem Körper damit bestimmt nichts Gutes.

Davon wusste ich aber nichts oder dachte zumindest nicht darüber nach. Auch in Abnehmgruppen habe ich es oft erlebt, dass besprochen wird, wie man eine ungesunde Sache mit einer anderen, womöglich ungesunderen Sache ersetzt, nur weil man davon nicht so zunimmt. Da gehen dann Tipps herum wie: „Gin Tonic ist besser als Weizenbier, weil es weniger Kalorien hat."

So ein Ratschlag bringt mich dazu, statt eines alkoholischen Getränks mit 5 vol% ein anderes mit 40 vol% einzukaufen, habe ich irgendwann kapiert. Ist das sinnvoll? Bei gesunder Ernährung geht es doch darum, etwas Ungesundes durch etwas Gesundes zu ersetzen, und nicht durch etwas anderes Ungesundes! Also nicht Kekse statt Torte, sondern Obst. Ganz ohne Kalorienzählen. Von diesen ganzen Berechnungen hatte ich sowieso mittlerweile genug.

Ich las jede Menge Bücher über gesunde Ernährung und lernte viel über Nahrungsergänzungsmittel und Superfoods. Gute Ernährung führt zu einem schlanken, gesunden und fitten Körper, erfuhr ich. Die große Frage war, wie ich geschickt von A nach B komme. Von meiner jetzigen Ernährungs- und Lebensweise zu einer besseren und gesunden. Vom Übergewicht zur Wunschfigur. Ich brauchte einige Anläufe und habe viele Strategien ausprobiert und auch neu entwickelt. Das alles findest Du hier im Buch.

Rotkäppchen-Moment ... na und?

Ich bin keine Heilige, sondern eher der Typ Rotkäppchen, der gerne mal vom Weg abkommt. Zum Beispiel in den Ferien oder wenn ich gestresst bin. In solchen Momenten nehme ich dann zwar zu, aber anschließend schnell wieder ab. Solange ich meinen gesunden, fitten Körper im Blick habe, behalte ich auch in Rotkäppchen-Momenten den richtigen Weg im Auge. Außerdem schmeckt mir Obst mittlerweile tatsächlich besser als Pudding oder Cremespeisen. Ob das an der saftigen Frische liegt? Ich weiß es nicht. Mein Geschmack hat sich jedenfalls mit der Zeit deutlich verändert. Ein kleines Wunder! Früher hätte ich das nie geglaubt, aber manchmal braucht man wohl tatsächlich eine Ernährungsumstellung, um „auf den Geschmack" zu kommen.

Veränderung muss her!

Wenn man weitermacht wie bisher, bekommt man immer wieder, was man bisher bekommen hat, sagt ein weises Sprichwort. Wenn ich meine bisherige Ernährungsweise also beibehalten hätte, wäre es mit meinen damaligen Gewichts- und Wohlfühlproblemen wohl für alle Zeiten so weitergegangen. Ich wäre weiterhin unzufrieden gewesen und hätte von einem schlankeren, gesünderen Ich geträumt.

Irgendwann hatte ich erkannt, dass ich mich verändern muss. Ich mag aber keine Veränderung. Stattdessen klammere ich mich gern an das Vertraute, das ich eigentlich ändern will. Nur weil ich es kenne. Ich bin da nicht die Einzige, der das so geht. So wagen viele nicht den Schritt fort vom falschen Partner, weg von verhassten Familientraditionen, die sie eigentlich nicht weiterführen möchten, oder aus einem Beruf, der sie unglücklich macht. Sie fürchten sich vor dem Neuen, Unbekannten und verharren dann lieber dort, wo sie eigentlich unglücklich sind.

Das galt auch für mich und meine schon länger geplante dauerhafte Ernährungsumstellung. Die Veränderung stand wie ein gewaltiger Berg vor mir. *Dauerhaft!* Oh je! Am liebsten hätte ich erst gar nicht damit angefangen und alles beim Alten belassen.

Im Vorfeld redete ich mir ein, dass ich das sowieso nicht schaffe. Dass mein Figurproblem eigentlich doch nicht so schlimm sei. Meine Figur war mir mittlerweile vertraut, schließlich lebte ich seit Jahren damit und hatte mich an sie gewöhnt. Ich wollte es mir nicht eingestehen, aber der Schritt aus meiner Komfortzone hinaus ins Ungewisse war mir nicht geheuer. Ich grauste mich vor den Strapazen, die wahrscheinlich vor mir lagen. Deshalb probierte ich es zunächst gar nicht erst.

Mit Sätzen wie: „Das Leben ist zu kurz für Magerquark" oder: „Mollige sind so schön gemütlich" sprach ich mir selbst gut zu. So „bewies" ich mir selbst, dass mein Verharren auf dem Fleck die ideale Entscheidung sei. So viel besser und einfacher als die gepriesene gesunde Lebens- und Ernährungsweise.

Leider hatte ich nicht kapiert, dass der Weg zur dauerhaften gesunden

Ernährung und der ersehnten Traumfigur mit Veränderung beginnt. Mit dem ersten Schritt — und von dort Schritt für Schritt weiter. Bevor ich mich eine Weile lang gesünder ernährt hatte, ahnte ich auch nicht, wie viel fitter und aktiver ich dadurch werden würde. Dass sogar meine langjährigen Beschwerden und nervigen Zipperlein verbessert werden oder spurlos verschwinden könnten. Welche Krankheiten ich durch eine gesunde Ernährung bereits im Vorfeld verhindere, kann ich nur ahnen und dankbar dafür sein.

Ich würde mich sehr freuen, Dir mit diesem Ratgeber zu helfen. Mir hat so ein Buch immer gefehlt. Viele Ideen wurden mir zugetragen oder basieren auf gesundem Menschenverstand. Anderes habe ich mir selbst zusammengereimt und dann ausprobiert. Hier findest Du alles praktisch zusammengefasst, was mir selbst gut geholfen hat, und kannst es immer wieder nachlesen.

Schritt für Schritt

Manche Menschen entscheiden einfach, sich super gesund zu ernähren und Sport zu treiben — und dann schaffen sie das auch sofort mühelos. Beneidenswert, aber ich gehöre nicht dazu. Ich gehe davon aus, dass diese fabelhaften Ausnahmen meinen Ratgeber gar nicht erst zur Hand nehmen, denn sie wissen ja bereits, wie es geht. Ich habe es für alle anderen geschrieben. Für Dich und Dich und Dich — für alle, die ihre Gewichts-, Wohlfühl- und Gesundheitsprobleme durch eine gesunde Ernährung und eine neue, aktivere Lebensweise in den Griff bekommen wollen, aber ein wenig Hilfe dabei brauchen.

Will man ein Ziel erreichen, geht es um Veränderung. Um Umstellung. Um neue Angewohnheiten. Weil ich alles sofort und auf einen Schlag durchsetzen wollte, fiel ich erst einmal auf die Nase. Daraus habe ich gelernt. Nun habe ich den Weg zur gesunden, schlanken Lebens- und Ernährungsweise in mehrere kleine Schritte aufgeteilt und erkläre alle ausführlich. Hinten im Buch findest Du den Ernährungsplan, an den ich mich üblicherweise halte. So ähnlich habe ich ihn vor Jahren in einer Abnehmgruppe kennengelernt, zu der ich früher regelmäßig ging. Ich lege ihn Dir ans Herz, weil er für mich gut passt. Aber dies ist kein Buch über Diäten und Ernährungspläne. Es geht um Dich und was Du besser machen kannst, um endlich dauerhaft und mit Spaß zum gesunden Wunschgewicht zu kommen.

Es wäre natürlich fabelhaft, wenn ich sagen könnte, dass ich durch Zauberhand oder eine Wunderdiät schlank, fit und gesund geworden bin. In Wirklichkeit musste ich die Ärmel hochkrempeln und etwas tun. Schritt für Schritt, ein Mini-Erfolg nach dem anderen. Mach es mir nach, in Deiner eigenen Geschwindigkeit!

Gleich mit dem ersten Schritt bist Du ein Vorbild für alle, die diesen Schritt noch nicht gewagt haben. Mein Ratgeber wird Dich an die Hand nehmen und auf den richtigen Weg bringen!

I ♥ ME – Du Dich auch?

7 Komponenten führen zum Abnehmerfolg und zu einer gesünderen Lebens- und Ernährungsweise. In meinem **S.C.H.L.A.N.K. System** habe ich alle Sieben sinnvoll für Dich zusammengefasst und verständlich erklärt. Dahinter verbergen sich die Mini-Schritte, in die ich den Weg aufgeteilt habe. Bei einigen magst Du Dich fragen, ob dieser Schritt wirklich sein muss. Andere machen Spaß. Wieder andere öffnen Dir die Augen.

Von mir selbst weiß ich, dass ich vieles anfangs mit langen Zähnen gemacht habe. Doch früher oder später habe ich gemerkt, wie viel mir jeder einzelne Schritt bringt. Nicht nur tollen Abnehmerfolg, sondern persönliche Weiterentwicklung und sogar Spaß an der Veränderung.

Die wichtigste Komponente, die ich über alle anderen stellen möchte und die dieses ganze Buch überstrahlt, ist die Selbstliebe. Ihretwegen habe ich das I ♥ ME Logo gewählt. Ihretwegen habe ich auch diese Ernährungsweise sowie sämtliche Buchseiten und die dazugehörigen Tipps und Tricks sowie all meine Gedanken unter ihren Stern gestellt. Diese wunderbare Liebe zu Dir selbst wird Dein Leben bereichern und Dich sicher zum ersehnten Wunschgewicht führen. Schritt für Schritt.

Falls Du nicht genau weißt, was Selbstliebe überhaupt ist, stehst Du nicht allein da. Ich wusste das auch nicht. Erst mit Ende fünfzig bin ich darauf gestoßen. In dem Moment haben sich sozusagen meine Augen geöffnet – und dann ging es auch mit dem Abnehmen und der gesunden Ernährung plötzlich sehr leicht. Gleich im ersten Kapitel erkläre ich Dir, was es mit der Selbstliebe auf sich hat.

Ich würde mich freuen, wenn Du Dich für eine gesundere, schlankere Zukunft entscheidest. Aus Selbstliebe, aus Fürsorge für Deinen Körper. Falls Du mal stolperst, kein Problem. Einfach aufstehen, lächeln und weiter. Es dreht sich nicht darum, dass Du Professor im Zielerreichen bist und Dir alles perfekt von der Hand geht. Fehler sind menschlich, dafür bin ich selbst der beste Beweis. Aus Fehlern lernt man und macht weiter. Wichtig ist nur das Tun. In Aktion zu treten. Damit komme ich ans Ziel, Schritt für Schritt. Sonst würde ich in hundert Jahren noch von einer besseren Figur träumen.

Falls Du seit langem aller Welt erklärst, dass Du dick und glücklich bist: Jeder darf seine Meinung ändern. Jetzt möchtest Du eben schlanker werden und Dich gesünder ernähren! Also bitte nicht aus Scham, Deine Sinnesänderung zuzugeben, die allen gewohnte Figur behalten, obwohl Du damit mittlerweile doch nicht mehr so froh bist.

Der beste Moment ist JETZT

Ich könnte auch ein Buch darüber schreiben, wie gut man alles auf morgen verschieben kann. Darin bin ich Weltmeister! Der Witz ist aber, das diesmal nicht zu tun. Du möchtest doch etwas ändern, oder?

Bitte lies die einzelnen Kapitel in Ruhe durch. Dann fasse Dir ein Herz und **TUE**, was dort steht! Verschiebe Deine Abnehmpläne bitte nicht auf morgen. Der richtige Zeitpunkt für einen Neubeginn ist **JETZT**. Deine Traumfigur soll kein Traum bleiben, sondern knackige Realität. Und zwar so bald wie möglich.

In den folgenden Kapiteln erkläre ich Dir alles, was Du zu den einzelnen Schritten wissen musst. Und jetzt wünsche ich Dir viel Spaß und Erfolg auf dem Weg zum Wunschgewicht.

Herzlichst,

Bettina

Die 7 Komponenten des S.C.H.L.A.N.K. Systems

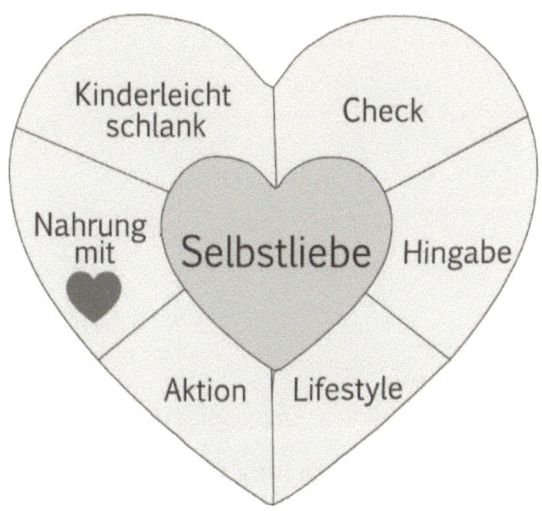

S – Selbstliebe
C – Check
H – Hingabe
L – Lifestyle
A – Aktion
N – Nahrung mit ♥
K – Kinderleicht schlank

Achtung:

Leider kann ich keine Verantwortung oder Haftung übernehmen, wenn Du meinem Ernährungsplan und/oder meinen Ratschlägen folgst. Es dreht sich um Deine Gesundheit und Deinen Körper. Bitte berate Dich mit Deinem Arzt oder Ernährungsberater und im Sportbereich mit einem Fitness-Coach, bevor Du Deine Ernährung umstellst, Sport treibst oder Nahrungsergänzungsmittel nimmst.

Es versteht sich von selbst, dass Dein Wunschgewicht im normalen Bereich liegen sollte, Deiner Größe, Deinem Geschlecht und Deinem Alter angemessen. Deiner eigenen Gesundheit zuliebe solltest Du niemals ein Gewicht anstreben, das sich aus medizinischer Sicht im über- oder auch untergewichtigen Bereich befindet. Bei Unklarheiten wende Dich bitte an Deinen Arzt oder Deine Krankenkasse.

Kapitel 1 – Selbstliebe

Zwei ganz besondere Geschenke

Jedem von uns Menschen wurden zwei ganz besondere Geschenke auf den Weg mitgegeben: unser Körper und unser Leben.

Unser Körper ist das Fahrzeug, in dem unsere Seele wohnt. Ist dieses Fahrzeug fit und gesund, fühlen wir uns wohl und leben unbeschwert. Je schlechter wir aber mit unserem Körper umgehen, desto mehr nehmen Fitness und Gesundheit ab – bis sich über kurz oder lang alle möglichen lästigen Beschwerden oder Krankheiten einstellen und wir unseren Körper am liebsten umtauschen

Hurra, ich liebe mich!

würden. Doch das geht leider nicht. Denn er ist eben kein Auto, das wir problemlos verschrotten und gegen ein neues Modell eintauschen können.

Das Leben ist die Zeit, die uns auf Erden zur Verfügung steht. Jeder lebt unterschiedlich lange. Trotzdem haben wir alle täglich 24 Stunden zur Verfügung, die wir frei gestalten können.

Unser Körper und unser Leben sind unsere größten Schätze und für beide sind wir selbst verantwortlich. Wie gut gehen wir denn eigentlich mit diesen beiden ganz besonderen Schätzen um?

Seien wir ehrlich: Leider vernachlässigen wir diese beiden besonderen Geschenke oft schmählich. So ging es jedenfalls bei mir. Ich vergeudete meine Zeit im täglichen Einerlei und wunderte mich jedes Jahr, dass schon wieder Weihnachten ist. Ich aß viele Dinge, die nicht gut für mich waren, ohne groß darüber nachzudenken. Meistens, weil ich sie schon immer gegessen hatte oder weil es so praktisch war. Wenn ich vor dem Fernsehen oder meinem Laptop aß, wusste ich oft nicht mehr, wie viel oder was ich eigentlich gegessen hatte, wenn ich anschließend auf den leeren Teller blickte.

In der Werbung werden gerne fitte, gesunde Menschen mit Idealfigur gezeigt, die mit Freunden bei einem alkoholischen Getränk entspannen oder nach einer Anstrengung lächelnd in einen Schokoriegel beißen. Schon war ich überzeugt, ich bin dann auch so glücklich und sehe auch so attraktiv aus, wenn ich das nachmache. Aus Bequemlichkeit kaufte ich Fertigerichte, von Fruchtjoghurts, Ketchup und Dosensuppen bis hin zum Tiefkühl-Stroganoff. Auf diese Weise fütterte ich meinen Körper, den ich als mein höchstes Gut eigentlich hegen und pflegen sollte, mit allem möglichen Unrat – von zu viel Salz, Fett und Zucker über Zusatz- und Konservierungsstoffe bis hin zu Umweltgiften und Pestiziden. Das führt zu störenden Fettpolstern, aber auch zu Giftschlacken im Körper, die ihn krank machen. Damals hatte ich davon keine Ahnung.

Auf unseren Körper ist Verlass: Wenn etwas nicht stimmt, teilt er uns das mit. Hautunreinheiten und Zipperlein jeder Art sind ein deutlicher Hinweis, dass unser Körper leidet. Er fordert uns auf, einzuschreiten und ihm zu helfen. Oft übersehen wir diese Warnhinweise oder nehmen sie nicht ernst. Auch darin bin ich ein wahrer Meister. Als ich auf der Haut Ekzeme bekam, dachte ich, das ginge mit Bodylotion und Sommersonne von allein wieder weg. Pustekuchen! Als ich zum Arzt ging, kam ich mit einer Tube Cortisoncreme wieder nach Hause.

Mit vielen Medikamenten und Produkten aus der Apotheke wird aber nicht die Ursache gelöst, sondern nur das Symptom. Regelmäßig flackert das Problem dann wieder auf, denn die Ursache ist noch immer da – und schließlich gewöhnen wir uns daran und leben damit. Nach einer Weile wissen wir nicht einmal mehr, dass wir dieses Problem einmal nicht hatten. So geht es weiter und im Laufe der Zeit kommen immer mehr Zipperlein hinzu, an die wir uns gewöhnen. Wir werden eben älter, denken wir vielleicht.

Ein Beispiel für Ursache-Symptom: Du hast Karies und ein Loch im Zahn, deshalb tut Dein Zahn weh. Der Kariesbefall ist die Ursache des Problems, der Schmerz ist das Symptom. Er zeigt, dass etwas nicht in Ordnung ist. Wenn Du nun eine Schmerztablette nimmst, tut Dir nichts mehr weh. Das Symptom ist also erst mal weg. Aber der Kariesbefall ist deshalb noch lange nicht behandelt. Nach einiger Zeit wirkt die Tablette nicht mehr. Dann kommt der Schmerz zurück, denn das ursächliche Problem ist immer noch da.

Genauso ging es mit meiner Hauterkrankung und der Cortisonsalbe. Die Haut war zwar schnell wieder schön, aber die Ursache war nicht behoben, sondern nur das Symptom. Mein Ekzem kam ständig wieder zurück, denn nach wie vor stimmte ja etwas nicht in meinem Körper.

Gottlob lässt sich da mit einer gesunden Ernährungs- und Lebensweise sowie der inneren Reinigung des Körpers viel machen. Beweisfotos und Berichte glücklicher Menschen, deren Körper sich dadurch zum Positiven verändert hat, gibt es genug. Wenn Du Dich von Selbstliebe leiten lässt, gehörst auch Du bald dazu.

Unser Leben, also die begrenzte Zeit, die wir hier auf der Erde zur Verfügung haben, verplempern wir gerne. So verbrachte auch ich meine Freizeit viel zu oft vor Monitor und Fernsehen. Irgendwann wurde mir dann klar, dass ich das Leben der Menschen in der Fernsehserie lebe, nicht mein eigenes. Dass meine Zeit im täglichen Alltagstrott vorbeirinnt wie Sand in der Eieruhr und ich irgendwie nie dazu kam, meine Träume und Wünsche zu erfüllen.

Ein Bekannter machte mir das einmal recht drastisch bewusst.

„Stell Dir einmal vor, du lägst auf dem Totenbett, in der letzten Stunde deines Lebens", sagte er. „Auf einmal tritt dein Selbst zu dir ans Bett. Dein wunderbares Selbst, das du hättest sein können, wenn du in Aktion getreten und etwas geändert hättest.

‚Dieser Mensch hätte ich sein können?‘, fragst Du Dich dann vielleicht staunend. ‚So schlank, so gesund und fit? So erfolgreich? Mit so vielen Freunden? So wäre ich gewesen, wenn ...?‘"

Nach seinen Worten wurde mir klar, wie wichtig es ist, endlich mit dem Träumen aufzuhören und in Aktion zu treten. Bei unserer Geburt sind wir alle unschuldige nackte Babys, vor denen das Leben liegt wie eine Schatztruhe voll herrlicher, ungeahnter Möglichkeiten. Man muss diese Schatztruhe nur öffnen und daraus schöpfen. Dazu ist es nie zu spät, meine ich. Unser wunderbarer Körper ist eins der Reichtümer in dieser Schatztruhe, die uns mit auf den Lebensweg gegeben wurde. Mach das Beste aus diesem einzigartigen Geschenk! Werde aktiv, um Deinen Körper wieder so herzustellen, wie er eigentlich von Natur aus sein soll – gesund und kraftvoll. Auch für ältere Menschen und alle mit einer angeborenen oder erworbenen Behinderung gilt, dass ihr Körper besser funktioniert, wenn sie sich gesund ernähren und ihrem Körper ausreichend Bewegung gönnen, im Rahmen ihrer Möglichkeiten. Hier sind behinderte Sportler ein tolles Vorbild für jeden.

Behindert oder nicht, ganz egal wie jung, alt oder fit. Mit Tatkraft und Selbstliebe kommen wir zum Ziel. Das habe ich selbst erfahren dürfen. Noch besser: Das alles gilt nicht nur für das Abnehmen und eine gesunde Lebensweise, sondern auch für viele andere Ziele.

Was ist Selbstliebe eigentlich?

Mit Sicherheit gibt es Menschen oder Tiere, die Du von ganzem Herzen liebst. Das können Familienangehörige sein, gute Freunde, Dein Hund oder der Eine, der Dein Herz gestohlen hat. Wenn eine dieser geliebten Personen ein Problem hat, stehst Du ihm sofort liebevoll zur Seite. Ist er niedergeschlagen, möbelst Du ihn mit ermunternden Worten auf. Du hilfst ihm und unterstützt ihn. Du beschenkst ihn mit einem Lächeln, gutem Rat oder einem Mitbringsel. Du machst ihm Mut. Du überraschst ihn mit seinem Lieblingsgericht und pflegst ihn, wenn er krank ist. Kurz gesagt: Er liegt Dir am Herzen und Du möchtest, dass es ihm gut geht.

Doch über das tägliche Alltagsgeschehen und die Fürsorge für andere vergessen wir gerne uns selbst. Zwar verwöhnen wir uns mit Kleidern, Reisen oder einem neuen Sofa, aber an uns selbst, an unseren eigenen Körper und die eigene Gesundheit, denken wir eher weniger. Ich war das absolute Paradebeispiel dafür, mit vier Kindern, Haus, Hund, Ehemann und einer freiberuflichen Tätigkeit. Dabei sollte es genau anders herum sein.

Du kennst das doch bestimmt aus dem Flugzeug, wo Du gebeten wirst, im Notfall zunächst Dir selbst die Sauerstoffmaske aufzusetzen und erst dann anderen Passagieren zu helfen. Genauso verhält es sich generell im Leben. Wir können den Alltag viel besser meistern und auch für andere da sein, wenn wir vorher dafür gesorgt haben, dass es uns selbst gut geht. Außerdem dankt es uns im Zweifel niemand, wenn wir uns vor lauter Aufopferung für andere selbst ruinieren oder in den Burnout treiben.

Wir sollten nicht vergessen, dass wir bis zum letzten Augenblick mit uns selbst leben müssen. Da gibt es kein Entkommen. Wir stecken fest. In einem Körper, der unter anderem wegen jahrelanger schlechter Ernährung von Krankheiten gerüttelt ist, ist das nicht leicht. Soweit wollte ich es nicht kommen lassen! Aber falls es bei Dir vielleicht schon soweit gekommen ist, kannst Du durch eine gesündere Ernährungs- und Lebensweise auf jeden Fall viel für Deine Vitalität und Lebensqualität tun.

Bei Selbstliebe geht es darum, unseren Körper optimal zu versorgen, zu reinigen und zu pflegen. Innen und außen. Darüber hinaus steht auch das seelische Wohlbefinden ganz oben auf der Liste. Was immer wir tun, stellen wir die Selbstliebe in den Mittelpunkt! Sorgen wir dafür, dass es uns rundum gut geht!

Dazu gehört, alte Verhaltensmuster abzulegen und auch mal: „Nein!" zu sagen. So halten wir Stress in Grenzen und bekommen die nötige Zeit und Muße, nach innen zu schauen. Gehen wir auf Entdeckungsreise in unser Herz und unsere Seele! Lassen wir uns von unserer Sehnsucht leiten!

„Man sieht nur mit dem Herzen gut", verrät der Fuchs dem kleinen Prinzen im Buch von Antoine de Saint-Exupéry. „Das Wesentliche ist für die Augen unsichtbar."

Wenn wir ein wenig zurückschrauben und uns Zeit für uns selbst nehmen, in Liebe, wird früher oder später das unsichtbare Wesentliche spürbar. Dann leiten wir ganz von allein erste kleine oder auch größere Schritte der Veränderung ein, von Selbstliebe geleitet. Mein höchstes Glück, wenn es um Zeit für mich selbst geht, sind meine täglichen Spaziergänge – mit und ohne Hund. Du lässt Deine Seele vielleicht lieber in der Hängematte baumeln, beim Sport oder mit Freunden. Nimm Dir die Zeit, gesunde Mahlzeiten zu planen und zuzubereiten, und die Zeit für ein Lächeln.

So weit, so gut. Doch mit Vorsätzen allein ist es nicht getan, wusste ich aus recht leidvoller Erfahrung. Viel zu häufig war ich bereits bei meinen Abnehmversuchen gestrauchelt oder in blöde Fallen getapst, aus denen ich nicht mehr herausfand. Nach dem Abnehmen wieder zuzunehmen war nämlich leider nur eins meiner Probleme. Gleichzeitig war ich auch Weltmeisterin im Diät-Abbrechen.

Dabei war ich über Fitness und gesunde Ernährung eigentlich recht gut informiert, nach all meinen Abnehmversuchen und den Bergen an Diätbüchern, die ich gelesen hatte. Ernährungs- und Schlankheitstipps gibt es auch in Hülle und Fülle. Da muss man bloß mal eine Zeitschrift aufschlagen. Kalorien, Kohlehydrate, Vitalstoffe und Vitamine sind keine Fremdworte für mich, und für Dich bestimmt auch nicht. Darüber hinaus gibt es Sportclubs, Fitnesscenter, Gymnastikvideos und Kursangebote von Yoga bis Aerobics. Irgendwie hatte mich das alles aber nie zum Ziel gebracht, und wie mir scheint es vielen zu gehen. Ein hoher Prozentsatz der Deutschen gilt als übergewichtig. Vor allem Kinder und Teenager sind hier auf dem Vormarsch.

Umso wichtiger also, bei meiner neuen, gesunden Ernährungs- und Lebensweise einen besten Freund zur Seite zu haben, der mich liebevoll unterstützt. Doch woher nehmen und nicht stehlen? Schließlich kann ich kaum erwarten, dass meine beste Freundin ständig neben mir steht und aufpasst, dass ich keinen Kuchen esse.

Dann bekam ich einen Geistesblitz. Mein bester Freund bin nämlich ich selbst. Der Eine, der immer zur Stelle ist, wenn ich Hilfe brauche. Der Eine, der immer genau weiß, was gerade in meinem Leben geschieht. Der Eine, der sofort reagiert und mir den perfekten Rat gibt, wenn eine knifflige Situation aufkommt. Wenn ich mit meinem inneren besten Freund spreche, halte ich Zwiesprache mit meiner Seele. Mit dem Teil von mir, der es herzlich gut mit mir meint.

Dein innerer bester Freund ist kein Fremder. Du kennst ihn und seine Ratschläge gut, ignorierst ihn aber wahrscheinlich gern. Denn was gut und gesund für Dich ist, ist nicht immer das, was Dir gerade schmecken oder gefallen würde.

Ich hatte mich dafür entschieden, mich selbst zu lieben und mir so viel Gutes zu tun wie möglich. Deshalb wollte ich auch auf meinen inneren besten Freund hören. Natürlich zwingt mich niemand, zu machen, was er mir rät. Aber es macht Sinn, mir darüber klar zu werden, was meine Alternativen sind. Die Gute und die Schlechte, und eventuell auch die Mittelgute – und mich dann bewusst zu entscheiden. Bitte denke auch Du bewusst über Deine Alternativen nach. Schon allein diese kleine

Maßnahme ist eine große Unterstützung. Solange Du grundsätzlich (also normalerweise) Selbstliebe übst, wirst Du schon bald in einem reinen, gesunden und körperlich wie geistig ausgeglichenen Körper leben.

Wann immer ich vor einer Entscheidung stehe ("Soll ich den Kuchen essen oder nicht?"), sollte ich nichts spontan aus dem Bauch heraus entscheiden, habe ich gelernt. Denn das läuft dann meist automatisiert ab. Ich mache es dann nämlich so, wie ich es bisher immer gemacht habe. Stattdessen trete ich im Geiste einen Schritt zurück und tuschele ein wenig mit meinem inneren besten Freund.

"Ist das wirklich gut für mich?", "Bringt mich das zum Ziel?" oder auch: "Welche Entscheidung ist die beste für meine Gesundheit?"

Er antwortet garantiert, darauf kann ich mich verlassen.

Jetzt kenne ich also seine Ansicht, aber halte ich mich auch daran? Das ist der wichtige Moment, denn nur die richtige Entscheidung führt zum Ziel. Dummerweise ist es nicht immer so leicht, das gesunde Essen zu wählen, wenn man sonst immer nach dem ungesunden gegriffen hat.

Als Unterstützung für solche Momente trage ich ein I ♥ ME-Armband. Es soll mich erinnern, das Beste für meinen Körper zu wählen, wenn ich vor einer kniffligen Wahl stehe. Pellkartoffeln statt Fritten. Spaziergang statt Sofa. Gegrilltes statt Paniertes. Ein Blick auf das Armband genügt, um meinen inneren besten Freund herbeizuzaubern wie den Geist aus der Flasche. Ich trage das Armband täglich und es ist mir eine echte Hilfe in schwachen Momenten.

4 ständige Begleiter

Der innere beste Freund ist nicht der einzige ständige Begleiter, den wir haben. Insgesamt sind es vier:

-   Der innere beste Freund

- Der innere Schweinehund
- Der kleine Teufel
- Das schlechte Gewissen

Anders als mein innerer bester Freund haben der innere Schweinehund und der kleine Teufel nicht mein Wohlergehen im Sinn, sondern nur das eigene. Wer mir gerade etwas ins Ohr raunt, kann ich leicht erkennen.

Der innere beste Freund

Wie bereits beschrieben, hat der innere beste Freund mein Bestes im Sinn und gibt mir guten Rat. Ich kann mich darauf verlassen, dass er mir das Richtige vorschlägt. Folge ich seinem Rat, dann wird es mir immer gut gehen.

„Nimm den Obstsalat als Nachtisch, nicht das Tiramisu", wird er mich wissen lassen.

Zur gleichen Zeit werden, um einiges lauter, die Stimmen des inneren Schweinehundes und des kleinen Teufels ertönen.

„Das Tiramisu schmeckt traumhaft cremig", verlockt mich der innere Schweinehund, der quasi ständig Appetit hat. „Es wird dir auf der Zunge zergehen."

„Die Diät schaffst du sowieso nicht", wirft der kleine Teufel ein. „Da kannst du sie auch gleich sein lassen."

Nun kommt es natürlich auf meine Entscheidung an. Auf welchen der drei höre ich? Ich kann Dir nur raten, auf Deinen inneren besten Freund zu hören. Er ist der Einzige, der auf Deiner Seite steht und ausschließlich Dein Bestes im Sinn hat. Der Eine, dem Du absolut vertrauen kannst. Die beiden anderen sind die Bösen, die Dich zur Strecke bringen wollen. Vergiss das bitte nicht und sei auf der Hut!

Fallen Dir Gelegenheiten ein, bei denen Dein innerer bester Freund zu etwas Gutem riet, Du aber dann doch gemacht hast, was die anderen Dir einflüsterten? Dann schreibe sie bitte hier auf:

_____

_____

_____

_____

_____

_____

_____

_____

Der innere Schweinehund

Der innere Schweinehund ist eine faule Sau und hat mit Änderungen und Anstrengung nichts im Sinn. Außerdem kann er futtern ohne Ende. Er tut alles, was er kann, um es saugemütlich zu haben und alles beim Alten zu lassen. Dabei schreckt er vor nichts zurück und bombardiert Dich gern mit Weisheiten wie: „Mollige sind viel attraktiver als schlanke Zicken!" und: „Wenn du abnimmst, kriegst du Falten."

Er findet umgehend eine schlüssige Erklärung, warum „Grünzeug" viel schlechter schmeckt als Schwarzwälder Kirschtorte und warum Du bei diesem Wetter auf keinen Fall Sport treiben kannst. Außerdem hättest Du schwere Knochen und das Dicksein in den Genen. Dagegen könntest Du sowieso nicht an.

Gerne hält der innere Schweinehund Dir Deinen Terminkalender vor die Nase. Wenn Du zum Beispiel am kommenden Wochenende zu einer Geburtstagsfeier eingeladen bist, wird er Dir raten, Deinen Abnehmplan erst danach umzusetzen. Die Gastgeberin wäre super enttäuscht, wenn Du nichts von ihrem Geburtstagskuchen isst. Außerdem sei so eine Party eine Tortur, wenn man bei all den Köstlichkeiten und Getränken nicht zugreifen dürfe wie sonst. Da Dir das einleuchtet und Dir nach seinen Worten bereits das Wasser im Mund zusammenläuft, stimmst Du zu. Dumm nur, dass er nach der Party gleich wieder einen Termin in Deinem Kalender findet, vor dem Du schon wieder nicht aktiv werden kannst. So geht das ewig weiter. Hinter Deinem Rücken lacht sich der innere Schweinehund ins Fäustchen, wie leichtgläubig Du jedes Mal auf seinen Kalender-Trick hereinfällst.

Eine weitere Masche dieses Trickbetrügers ist es, Dich mit einer Gedankenkette aus Zukunftsorakeln zu verunsichern, die alle ein böses Ende nehmen. Etwa so: „Wenn du jetzt joggen gehst, erkältest du dich bestimmt. Dann bist du weniger leistungsfähig und steckst die Kollegen an. Mann, wird dein Chef sauer! So kriegst du nie die Gehaltserhöhung, die du beantragt hast — und wie willst du dann den Urlaub auf Mallorca finanzieren?"

Schnell hat er Dich überzeugt, dass Du die Gehaltserhöhung nur dann bekommst, wenn Du Dich schonst. Und nicht nur heute! Schon zieht er den Kalender hervor und macht Dir klar, dass Du überhaupt keinen Sport treiben solltest, bevor Du die Gehaltserhöhung nicht in der Tasche hast. Viel zu gefährlich! Was, wenn Du zu der drohenden Erkältung womöglich Muskelkater oder gar eine Sportverletzung kriegst? Schon hat er Deinen guten Vorsatz im Keim erstickt. Du bist überzeugt, dass es tatsächlich das Beste ist, zu Hause zu bleiben und erst nach der Gehaltserhöhung mit dem Sport zu beginnen.

Also sei gewarnt: Wenn eine innere Stimme Dir zuraunt, dass Du noch einen Keks mehr essen oder gemütlich vor dem Fernseher entspannen solltest, statt aktiv zu werden, dann ist das der innere Schweinehund, der gerade zu Dir spricht. Er ist faul und verfressen. Auf diesen falschen Freund solltest Du keinesfalls hören, auch wenn er noch so freundlich tut.

Eine völlig andere Meinung zum inneren Schweinehund hat übrigens Barbara Steldinger (Energetische Unternehmensberatung für Frauen in der Selbständigkeit, www.energetisches-coachen.de). Schweinehunde seien sehr tapfere Tiere, die früher die Aufgabe hatten, Wildschweine im Wald aufzuspüren, erklärte sie mir. Sie täten alles, um ihr Herrchen zu beschützen.

Wenn er Dich also vom Joggen abhält und Dir einflüstert, dass Du lieber auf dem Sofa bleiben sollst, tut er das zu Deinem Schutz. Er weiß, wie gerne Du es Dir gemütlich machst. Deshalb strengt er sich so richtig an, Dich vor allem zu beschützen, was Dich vom Sofa treibt. Mit einem Leckerli könne er allerdings bestochen werden, sagt Barbara Steldinger. Dazu müsstest Du ihm das Joggen dermaßen schmackhaft machen, dass er selbst unbedingt raus aus dem Haus und in den Park will.

Fazit: Ob er nun faul ist oder der beste Beschützer, den Du hast – der innere Schweinehund tut alles, um Dich von Deinen guten Vorsätzen abzubringen. Also bitte, höre nicht auf ihn!

Bestimmt flüstert er Dir regelmäßig irgendwelche Gründe ins Ohr, warum Du jetzt unbedingt genau das machen solltest, was er köstlich und gemütlich findet. Schreibe hier auf, was er Dir in letzter Zeit so alles geraten hat:

_____

_____

_____

_____

_____

_____

_____

_____

_____

Der kleine Teufel

Der kleine Teufel in Deinem Ohr ist schlicht und einfach bösartig. Ganz besonders gerne sät er Zweifel, um Dich zu schwächen. So bist Du oft völlig grundlos von Vornherein davon überzeugt, dass Dein Vorsatz nicht klappen kann. Deine Misserfolge bauscht er auf und reibt sie Dir immer wieder rein.

„Das schaffst Du ja doch nicht!", flüstert er Dir ins Ohr oder: „Siehst

Du, ich habe es Dir doch gleich gesagt, dass das nicht klappt!"

Jedes Mal, wenn Du Fieses und Negatives hörst, entweder über Dich selbst oder Deine Pläne, dann spricht der kleine Teufel.

„Du bist ein Versager, ein Trottel, ein Idiot."

„Dir gelingt aber auch gar nichts."

„Wusste ich es doch, dass Du das nicht hinkriegst!"

„Bildest Du Dir tatsächlich ein, dass ein Fettsack wie Du Chancen bei dieser Frau hat?"

Redet der kleine Teufel Dir manchmal Fiesigkeiten und Zweifel ein? Dann führe sie Dir hier nochmal schriftlich vor Augen:

Das schlechte Gewissen

Das schlechte Gewissen meldet sich, wenn Du vom Weg abgekommen bist und etwas gemacht hast, das Du eigentlich nicht hättest tun sollen. Also zum Beispiel, wenn Du im Restaurant etwas ganz Ungesundes zum Essen bestellt hast. Dein innerer bester Freund meldet sich meist schon, wenn Du die Speisekarte liest, und spätestens, bevor Du dem Kellner Deine Bestellung aufgibst. Kaum hast Du bestellt, kommt das schlechte Gewissen auf, denn es arbeitet eng mit Deinem inneren besten Freund zusammen. Es erinnert Dich freundlich daran, dass Du gerade vom Weg abgekommen bist – für den Fall, dass Du das selbst noch nicht gemerkt hast. Als Konsequenz genießt Du Dein ungesundes Essen dann nicht so, wie Du es Dir vorgestellt hattest. Spätestens nach dem Essen oder am nächsten Tag wirst Du wahrscheinlich von Reue geschüttelt.

Die Stimme des schlechten Gewissens führt dazu, dass Du Dir selbst den Fehler eingestehst. Reumütig gelobst Du Besserung für das nächste Mal, wenn Du wieder vor einer solchen Entscheidung stehst. Dumm nur, dass zeitgleich mit dem eigentlich wohlmeinenden schlechten Gewissen auch der fiese kleine Teufel und der innere Schweinehund auf den Plan treten.

„Es war ja klar, dass du das nicht schaffst!", zischt der kleine Teufel. „Du bist eine Niete."

„Jetzt hast du die Diät sowieso schon versaut", setzt sofort der innere Schweinehund hinzu. „Nun kannst du sie auch ganz lassen."

Schon lässt Du die Diät tatsächlich sein. Der innere Schweinehund hat Dich überzeugt. Es leuchtet Dir ein, dass Du das Abnehmen nach dem Fehltritt gleich bleiben lassen kannst – zumindest für heute. Der innere Schweinehund sorgt nun fleißig dafür, dass verlockende Bilder von all den Genüssen vor Deinem inneren Auge herumgaukeln, die Du wieder genießen darfst, weil Du die Diät ja für heute unterbrochen hast.

Deinen inneren besten Freund, der zum sofortigen Weitermachen rät, überhörst Du im Gekeife der anderen. Ich habe viele Menschen gefragt, ob es ihnen so geht wie hier beschrieben, und die Antwort ist jedesmal ein deutliches Ja!

Schreibe hier die Gelegenheiten auf, wo Du wie gerade beschrieben frühzeitig gute Vorsätze oder eine Diät abgebrochen hast, zumindest für den Rest des Tages:

_____

_____

_____

_____

_____

_____

_____

_____

_____

Auf die richtige Stimme hören

Sowohl der innere Schweinehund als auch der kleine Teufel machen unbarmherzigen Gebrauch von fiesen Methoden, um Dich (oder mich) vom Weg abzubringen. Wenn der eine mit seinen Bemühungen keinen Erfolg hat, kommt sofort der andere auf den Plan, um uns von unseren guten Vorsätzen abzubringen.

„Sport treiben, jetzt nach der Arbeit?", raunt der kleine Teufel. „Du glaubst doch selbst nicht, dass du das jetzt noch hinkriegst."

„Nach all dem Stress hast du dir wirklich einen Eisbecher verdient", stimmt der innere Schweinehund zu und malt Dir aus, wie gut das jetzt für Deine geplagte Seele sei. „Joggen kannst du morgen noch."

Zur Unterstützung seiner Worte hält er für alle Fälle noch ein Bild des Eisbechers vor Dein inneres Auge – und schon finden Deine Füße quasi von allein den Weg zur Eisdiele. So wie der berühmte Esel, der blindlings der Möhre nachläuft, die vor seine Nase gehängt wurde.

Erfahrungsgemäß haben die beiden Bösewichte in Deinem Ohr viel lautere Stimmen als der innere beste Freund. Aber die zwei sind leicht zu entlarven, weil sie Dich von Deinem Vorsatz abbringen wollen. Mit etwas Aufmerksamkeit kannst Du also prima erkennen, wer Dir gerade etwas einflüstert. Nur Dein innerer bester Freund ist an Deinem Wohlergehen interessiert. Den beiden anderen bist Du reichlich egal. Hauptsache, es geht den zwei Bösewichten selbst gut.

Lasse Dich nicht weiterhin von den beiden herumkommandieren, sondern nimm das Szepter selbst in die Hand. Am Anfang mag es nicht ganz einfach sein, die Stimmen zu unterscheiden, aber mit der Zeit wird es leicht. Übung macht den Meister, also bitte nicht aufgeben, nur weil es zunächst nicht so richtig klappt!

Motivationsvampire

Leider gibt es jede Menge menschliche Schweinehunde und Teufelchen, die das Gleiche zu Dir sagen. Diese Menschen sind Motivationsvampire. Sie saugen den guten Vorsatz und die Motivation aus Deinem Körper, bis Du schlapp machst und aufgibst. Normalerweise sind das Verwandte und Bekannte, die Dich von Deinem Vorhaben abbringen wollen – komme was wolle. Sobald die Motivationsvampire mitgekriegt haben, dass Du abnehmen und gesund leben willst, werfen sie Dir Steine in den Weg. Sie setzen alle erdenkliche Waffen ein, damit Du keinen Erfolg hast und Dein Vorhaben baldmöglichst wieder sein lässt.

Hierbei kann es sich um sehr deutliche Miesmacherei handeln, die so lange fortgeführt wird, bis Du endlich aufgegeben hast. „Schon wieder eine deiner Diäten? Das klappt doch sowieso nicht!", wäre hier ein Beispiel. Oder: „Ohne Sahne? Das schmeckt doch nicht!"

Miesmacherei kann auch ausgesprochen positiv aussehen. „Das kleine Stückchen Torte schadet doch nichts!", ist nur eins der Argumente, die Du dann immer wieder zu hören kriegst. „Deine Figur ist doch völlig in Ordnung, Du bist schließlich keine zwanzig mehr."

Schönheit liegt im Auge des Betrachters. Was für meine Freundin als gute Figur gilt, trifft nicht unbedingt meine eigene Vorstellung oder die meines Arztes. Die Idee ist, Dich von Deinem Mehr- oder Übergewicht zu Deinem persönlichen Idealgewicht im gesunden Gewichtsbereich zu bewegen, niemals ins Untergewicht. Falls Du untergewichtig bist, geht der Weg zurück in den normalen Bereich. Zentral ist hier die gesunde Ernährung, in Selbstliebe. Also bitte keine fetten Wurstwaren essen, um bei Untergewicht zuzunehmen, sondern halte Dich lieber an gesündere Fette wie zum Beispiel eine Avocado.

Wer beim Abnehmen ein kleines Stück Sahnetorte statt eines großen isst, ist schief gewickelt. Zwar nimmst Du tatsächlich weniger Kalorien zu

Liebevoll schlank

Dir, aber Sahnetorte ist Sahnetorte und daher nicht gesund. Eine große Schale Obstsalat ist tausendmal besser. Also mehr vom Richtigen, statt weniger vom Falschen – und das versteht Deine Freundin, wenn sie eine wahre Freundin ist. Ein paar Trauben oder einen Apfel, den sie Dir statt der Torte anbieten kann, hat sie bestimmt im Haus.

Viele Motivationsvampire bombardieren Dich mit plausibel klingenden Gründen, warum Du sowieso niemals Dein Wunschgewicht erreichen kannst.

„Deine Oma und deine Mama sind auch dick. Du hast das bestimmt in den Genen", oder: „Du hast doch schon früher versucht, abzunehmen. Jedesmal warst du hinterher dicker als vorher."

Da es stimmt, dass Deine Familie zu Übergewicht neigt, sinkt Deine Motivation sofort auf den Nullpunkt. Auch der berühmte JoJo-Effekt hat Dich nach einer Diät bereits erwischt. Die Freundin hat also Recht – und schon ist Deine Motivation fort und Du lässt es bleiben, weil es scheinbar sowieso keinen Sinn hat.

Was Deine Übergewichts-Gene anbelangt, frage am besten Deinen Arzt, ob Deine Familie tatsächlich eine Krankheit hat, die zu Übergewicht führt. Oder nehmen alle das gleiche Medikament, das zu einer solchen Gewichtszunahme führen kann? Meistens wüsstest Du es bereits, wenn Du eine solche Krankheit hättest oder eine Medizin Dich aufschwemmt. Aber fragen kostet gottlob nichts und ist vor einer Ernährungsumstellung sowieso empfohlen.

„Schwere Knochen" können tatsächlich in der Familie liegen. Manche Menschen sind eben zierlicher als andere, aber damit kann man Bauchfett und Übergewicht nicht erklären. In ganz vielen Fällen ist eine Familie deshalb übergewichtig, weil bereits die Oma falsch gekocht hat. Diese dickmachenden Rezepte und Essgewohnheiten wurden dann über die Generationen weitergegeben. Zum Schluss denkt man, das läge quasi im Blut, weil alle zum Dicksein neigen.

Hier spielt auch das Mikrobiom eine große Rolle, die Kombination der Bakterien in unserer Darmflora. Wer viel Fettes und Dickmachendes isst, hat dementsprechend viele Bakterien im Darm, die diese Art von Speisen verwerten und fleißig dafür sorgen, dass sie als Fett in unserem Körper gelagert werden. Scheinbar sind gerade diese Bakterien besonders gut im Verwerten der Nahrung und lassen unseren Körper dann von jeder einzelnen Kalorie profitieren, die im Essen steckt.

Umgekehrt hat eine Person, die gerne gesund isst, entsprechend viele Darmbakterien, die „schlanke" Nahrungsmittel verwerten. Nicht allzuviel endet hier als Fett im Körper, auch wird nicht unbedingt jede letzte Kalorie im Körper gelagert. Ein Mensch, der täglich frische, gesunde Kost mit einem hohen Anteil an Obst und Gemüse isst, verwertet von ihm aufgenommene Kalorien also anders. Wenn er dann mal ein Stück Torte isst, bleibt davon weniger Fett bei ihm im Körper zurück als bei einer Person, die oft Kuchen, Wurst und ähnliches isst.

Die Grundlage zu einem bestimmten Mikrobiom wird tatsächlich bei der Geburt über die Generationen weitergegeben. Hier spielt also die Ernährung unserer Eltern und Großeltern eine wichtige Rolle. Durch unsere eigene gesunde und ausgewogene Ernährung können wir unser Mikrobiom aber zum Positiven verändern und dann entsprechend an unsere eigenen Kinder weitergeben. Das Gute daran: Das Mikrobiom passt sich an Deine neue, gesunde Ernährungsweise an. Man kann sich das so vorstellen, dass Du nun nicht mehr Deine „Dickmachbakterien" fütterst, sondern die anderen, die sich auf gesündere Nahrungsmittel spezialisiert haben.

Was sind die von Dir bevorzugten Speisen, die Du oft und gerne isst? Welche davon enthalten viel Obst und Gemüse und welche sind eher fett und vitaminarm?

_____

_____

_____

_____

_____

_____

_____

_____

_____

Rat vom Spezialisten

Gut meinende Menschen möchten uns vor Schaden bewahren. Hier wird aus reiner Fürsorglichkeit erst mal ordentlich mies gemacht. Da kriegen wir dann alles zu hören, was irgendwann einmal in einer Klatschzeitung stand oder im Ort herumgetratscht wurde. Von: „Diese Diät soll sehr gefährlich sein!", bis zu: „Ich habe von einer Frau gehört, die ist wegen ihrer Diät gestorben."

Auch wenn Du all das in Deiner Begeisterung für Deine Abnehmpläne nicht hören möchtest, nimm solche Warnungen ruhig erst mal ernst und besprich die geplante Diät mit Deinem Arzt oder Ernährungsberater. Das gilt auch, wenn es um Sport geht. Hier sind Dein Arzt oder ein guter Fitness-Coach die richtigen Ansprechpartner. Lasse bitte die Finger von einseitigen Diäten und wähle auf jeden Fall eine gesunde, möglichst ausgewogene Ernährungsweise, in Kombination mit mehr Bewegung.

Sobald Du von Deinem Arzt oder Ernährungsberater grünes Licht für die Ernährungsumstellung oder sportliche Betätigung bekommen hast, kannst Du Deine besorgten Bekannten beruhigen, wenn wieder einmal so ein Einwand von ihnen kommt.

Welche Einwände hast Du schon zu hören bekommen und schwirren Dir jetzt besorgniserregend im Kopf? Schreibe sie hier auf und lasse Dich dazu kompetent beraten:

_____

_____

_____

_____

_____

_____

_____

Motivationsvampire handeln aktiv gegen Dich

Eigentlich würde man denken, dass Motivationsvampire verstehen, dass wir einen guten Plan haben. Dass wir gesünder leben und deshalb etwas zum Positiven verändern möchten. Leider können viele dieser Menschen das aber nicht ertragen. Sie möchten auf gar keinen Fall, dass wir etwas ändern.

Nie haben mir so viele Menschen Zigaretten angeboten wie damals, als ich vor dreißig Jahren aufgehört habe, zu rauchen. Selbst diejenigen, die sonst spuckegeizig mit ihren Zigaretten waren. Es hat ihnen größte Freude bereitet, mich von meinem guten Vorsatz abzubringen und zum Rauchen zu verführen. Ich nehme an, sie wollten nicht, dass ich etwas schaffe, das sie selbst nicht hinkriegten. Weil sie zu schwach dazu waren, sollte auch ich zu schwach dazu sein. Oder wollten sie vielleicht meine Standhaftigkeit testen?

Denke immer daran, dass Du Dir etwas wirklich Gutes tust, wenn Du überschüssiges Fett reduzierst, aktiv bist und Dich von jetzt an gesund ernährst. Jeder, der Dir das ausredet, hat nicht Dein Wohlergehen im Sinn. Ein wirklicher Freund unterstützt Dich bei Deinem Vorhaben, ein Motivationsvampir bringt Dich davon ab.

Gibt es in Deinem Umfeld irgendwo Motivationsvampire, die Dir Deine gesündere Lebens- und Ernährungsweise ausreden oder Dich sonstwie vom Weg locken möchten?

Der gute Gastgeber

Ich gehe davon aus, dass die meisten Gastgeber gute Gastgeber sein wollen. Sie möchten ihren Gästen etwas Gutes tun und ihnen etwas Besonderes anbieten. Der Gast wiederum genießt, was der Gastgeber Schönes aufgetischt hat. Was ihm dort besonders gut geschmeckt hat, serviert er dann auch, wenn er selbst Freunde einlädt.

Die Frage ist, wie gut dieses Essen tatsächlich für unseren Körper ist. Wenn man nachmittags zum Kaffeetrinken eingeladen ist, kann man davon ausgehen, dass überhaupt nichts gesund ist, was dort auf dem Tisch steht. Kaffee, Zucker, Sahne, Torten und Gebäck ist die gängige Auswahl. Kein Vitamin weit und breit. Dass im Mandarinen-Schmand Kuchen ein paar Mandarinen stecken, macht ihn noch lange nicht zur Vitaminbombe.

„Heute habe ich die Tortenstücke extra schmal geschnitten", sagt die Gastgeberin. „Wegen der Figur."

Aha, da weiß sie also selbst, dass das eine ungesunde Kalorienbombe ist, die sie auf den Tisch gestellt hat. Aber statt etwas Gesundes daneben zu stellen, wird weniger vom Falschen angeboten – und als Alternative Kekse. Auch bei Abendeinladungen habe ich es oft erlebt, dass das Essen recht ungesund ist. Oft ist die Dekoration – Petersilie, Tomaten und Salatblättchen – das einzig Vitaminreiche. Oder eine einsame Himbeere auf der Schokomousse.

Das liegt daran, dass sich bei uns irgendwann einmal falsche Sitten eingeschlichen haben. Vielleicht nach dem Krieg, nachdem es so lange nichts zum Schlemmen gab? Wir sollten wir uns besinnen, was gute Gastfreundschaft bedeutet.

Der gute Gastgeber

- möchte seinen Gästen etwas Gutes tun.
- bietet ihnen Gesundes an oder stellt zumindest eine gesunde Alternative auf den Tisch.
- will nicht, dass sie mit Völlegefühl, Sodbrennen, zusätzlichen Pfunden oder sonst etwas kämpfen müssen, nachdem sie bei ihm waren.
- möchte, dass es ihnen nach dem Besuch bei ihm besser geht als vorher.

- tischt ihnen etwas Gesundes für ihren Körper auf und verwöhnt sie mit Vitaminen und allem, was ihnen gut tut.

Sobald unsere Freunde das verstehen, müssen wir nie wieder zu einer Einladung gehen, wo ausschließlich Dickmacher und recht ungesunde Nahrungsmittel zur Auswahl stehen.

Erfahrungsgemäß ist es keine sehr gute Idee, anderen Vorträge über gesunde Ernährung zu halten oder was sie ihren Gästen anbieten sollten. Kritik findet keiner schön! Am besten ist, selbst ein gutes Vorbild zu sein. Du könntest eine Einladung geben, bei der es die allseits gewohnten Lieblingsspeisen gibt, angereichert mit einigen gesunden Alternativen. Erdbeeren, gegrilltes Gemüse oder Couscous-Salat, zum Beispiel, je nach Anlass. Die gesunden Speisen, die bei Deinen Gästen gut ankommen, bietest Du dann das nächste Mal wieder an, diesmal perfekt kombiniert mit einer Auswahl an weiteren gesunden Sachen. Mit der Zeit sammelst Du so eine Liste der Gerichte, die Deine Gäste mögen. Auch beliebte Speisen, die weniger gesund sind, können durch eine alternative Art der Zubereitung vielfach gesünder und auch schlank machender gestaltet werden.

Ich bin sicher, dass Deine Freunde es Dir mit der Zeit nachmachen. So kann so mancher uneinsichtige Motivationsvampir zu einem wahren Unterstützer werden.

Was bietest Du Gästen an? Bitte schreibe hier Deine Lieblingsrezepte für Gäste auf. Vielleicht fällt Dir auch schon ein, wie Du das eine oder andere Gericht leichter und gesünder machen kannst. Oder fallen Dir gesunde Alternativen und köstliche Salate ein, die dazu passen könnten?

_____

_____

_____

_____

_____

_____

_____

_____

Vorsicht, Falle!

Außer fiesen Stimmen im Ohr, Motivationsvampiren und ungesundem Essen bei Einladungen sind Werbefallen ein großer Stolperstein, wenn es ums Abnehmen und eine gesunde Ernährungs-und Lebensweise geht.

Werbung zielt darauf ab, dass wir etwas kaufen. Geht es dabei um etwas zu essen, wird alles daran gesetzt, dass uns schon beim Anblick der gekonnt inszenierten Anzeige oder des Werbespots das Wasser im Mund zusammenläuft. Dazu gibt es Informationen, die natürlich nicht gelogen sein dürfen, denn das wäre nicht erlaubt. Dennoch machen sich Werbemacher die Tatsache zunutze, dass der Kunde (also Du und ich) schnell bereit ist, die falschen Schlüsse zu ziehen, wenn man ihn mit einseitiger Information füttert. Erfahrungsgemäß glauben wir nämlich, was wir gerne glauben wollen. Wenn in der Fernsehwerbung eine Mutter glücklich lächelnd hervorhebt, dass die Schokolade, die sie für ihre Kinder gekauft hat, viel Milch enthält, ist das also etwas scheinbar Gesundes. Dass da viel Milch drin ist, stimmt sicherlich. Aber dass der Rest aus Fett, Zucker und womöglich künstlichen Farbstoffen, Aromen und Konservierungsstoffen besteht, wird unter den Tisch gekehrt.

Ein Schokoriegel „bringt verbrauchte Energie sofort zurück", versprach ein Werbeslogan in meiner Kindheit. Ganz ähnliche Werbung gibt es auch heute, aber nehmen wir das mal als Beispiel. Mit dem Slogan wird nun vielleicht ein gutaussehender, aktiver Mensch gezeigt, der nach dem Sport oder einem stressreichen Tag aufatmend in die Schokolade beißt. So als sei das eine Art Lebensretter, der ihn nach all der Anstrengung wieder fit macht. Ich denke beim Wort Energie automatisch an Energie haben. An fit sein. In Wirklichkeit sprechen die Werbemacher aber von Kalorien.

Kalorien sind eine Maßeinheit der Energie. „... bringt verbrauchte Energie sofort zurück" bedeutet in Wirklichkeit, dass ich mir die gerade mühsam verbrauchten Kalorien sofort wieder anfuttere, wenn ich diesen Schokoriegel esse – womöglich mehr als ich vorher verloren habe. Die Werbemacher bauen darauf, dass ich das nicht weiß und mir bei dem Wort Energie einfällt, wie schlapp und gestresst ich mich gerade fühle. Auch gegen momentane Erschöpfung ist der Schokoriegel natürlich dank seines Zuckergehalts eine gute Waffe, aber frisches Obst und ein wenig Seele baumeln lassen wären da besser. Für die Figur sowieso.

Auch durch schöne Bilder und Filmchen wird uns einiges vorgegaukelt. Wunderbare Visionen werden vor uns gestellt und insbesondere unser

Liebevoll schlank

Unterbewusstsein fällt gerne auf diese schönen Vorstellungen hinein. Ein Beispiel wäre hier die leicht bekleidete Frau, die sich sexy an den roten Sportwagen lehnt. Sofort denkt man(n), wenn er diesen Wagen kauft, sei auch er bald von attraktiven Frauen umschwärmt. Jedenfalls hofft das sein Unterbewusstsein und erinnert ihn nun regelmäßig daran, wie toll es wäre, so einen roten Flitzer zu besitzen.

Eine glückliche Radelfamilie, die beim Picknicken in der freien Natur ihr Sahnejoghurt isst ... Schon kommen Idealvorstellungen vom happy Family Life auf, sportlich fit in fröhlicher Gemeinschaft. Beim nächsten Supermarktbesuch landet deshalb nun Sahnejoghurt statt Magerstufe im Einkaufswagen, nur ist für solche gemeinsame Radeltouren mit Picknick höchstens in den Sommerferien Zeit. Stattdessen isst man ihn (und seine köstlich-sahnigen Kalorien) gemütlich zu Hause.

Eine elegante Villa mit Kronleuchter, im Salon nippen plaudernde Gäste an ihrem Sektkelch. Paillettenkleider, Smoking, alles vom Feinsten. Wer wollte nicht auch genießen, was diese Menschen aus der High Society so köstlich finden! Wenn wir diesen Sekt auf unserer nächsten Feier anbieten, davon ist unser Unterbewusstsein nun überzeugt, wird unsere Party ebenso stilvoll wie dort im Werbefilm. Mit dem Sekt kaufen wir den Kronleuchter und die wunderbare Villa quasi gleich mit, deshalb nehmen wir auch gerne in Kauf, dass die Marke mehr kostet als andere Sorten im Angebot.

Achte mal auf die Werbung! Fallen Dir ein paar Beispiele auf, wo Du scheinbar fitter, schlanker oder sonstwas wirst, wenn Du etwas recht Ungesundes zu Dir nimmst oder etwas kaufst, das mit der schönen Welt im Werbespot oder auf dem Poster bei näherem Überlegen kaum etwas zu tun hat?

_____

_____

_____

_____

_____

_____

_____

_____

Gut sein zu Köper und Seele

Wir haben nur einen Körper und der funktioniert am besten, wenn er gesund, entschlackt, ausgewogen ernährt und nicht übergewichtig ist. Wenn ich abnehmen will, habe ich meinen Körper wahrscheinlich bereits über längere Zeit falsch ernährt und bin in schlechten Angewohnheiten gefangen, die mir mittlerweile normal erscheinen. Nicht nur, weil ich es immer so mache, sondern auch der ganze Freundes- und Familienkreis. Da ist es doppelt schwer, etwas zu ändern. Mir hilft dabei der Gedanke, dass ich ein gutes Beispiel setze. Wenn ich mich dafür entscheide, in Zukunft gesund zu leben und ein entsprechend gesundes Körpergewicht anzustreben, bin ich ein Vorbild für alle. Auch Du bist so ein Vorbild, selbst wenn Freunde und Familie vielleicht nicht sofort zugeben wollen, wie sehr Du mit Deiner neuen gesunden Lebensweise plötzlich von innen heraus strahlst.

Wenn Du einen Traum hast, solltest Du ihm folgen. Das gilt für Dein Abnehmen genau wie für alle anderen Träume. Das beste Geschenk, das Du Dir selbst machen kannst, ist Dich selbst zu lieben. Damit bietest Du Deinem Körper die besten Voraussetzungen, um seelisch und körperlich optimal zu funktionieren. So gestärkt kannst Du mit all dem loslegen, wovon Du schon immer geträumt hast.

Mit Egoismus hat Selbstliebe übrigens nichts zu tun. Egoisten sind raffgierig und nur auf ihren Vorteil bedacht. Auch nichts mit Narzissten, die sich selbst über alle Maßen wunderbar finden. Selbstliebe ist die Fürsorge für das eigene Wohlbefinden, die Seele und den eigenen Körper. Das gilt nicht nur äußerlich, also die reine Körperpflege wie zum Beispiel Zähne putzen oder Duschen, sondern auch innerlich. Dazu gehört alles, das man in seinen Körper hineinlässt – also eine gesunde, ausgewogene Ernährung – sowie die Reinigung des Körpers von innen. Mir liegen vor allem die Darmreinigung und ein gesunder Darm generell am Herzen. Dort stecken nämlich etwa 80% unseres Immunsystems. Nicht nur das: Wenn es unserem Darm gut geht, geht es auch unserer Seele gut.

Ich bin ein Riesenfan von Agatha Christie. Ihr Detektiv Hercule Poirot ist ein pingeliger Belgier. Argwöhnisch beäugt er das Essen, das ihm im Restaurant vorgesetzt wird. Ist ein Heilbuttfilet großzügig mit Sauce bedeckt, vermutet er aus Erfahrung dass der Fisch nicht frisch ist. Der gammelige Geschmack wird vom Koch mit der wohlschmeckenden Sauce übertüncht.

Unter kunstvoll mit Zuckerguss verzierten Tortenkreationen verbirgt sich oft trockener Kuchen, der einem schier im Halse steckenbleibt. Unter gekonntem Makeup lassen sich geschickt eklige Hautunreinheiten verstecken und hinter einer schön gestrichenen Hausfassade steckt nicht selten eine Bruchbude.

Im Grunde verhält es sich genau so beim traditionellen Abnehmen. Wir nehmen ab, passen endlich wieder in das entzückende Sommerkleid in Größe 38 und sehen einfach zum Anbeißen aus. Aber innen drin schleppen wir nach wie vor all die Schlacken und Giftstoffe mit uns herum, die sich über die Jahre in unserem Körper angesammelt haben. Eine wandelnde Müllhalde, die durch ein schickes Äußeres kaschiert ist – genau wie der Gammelfisch auf Hercule Poirots Teller.

Wir tun uns damit nichts Gutes, nur auf unser Äußeres zu achten. Eine gesunde, ausgewogene Ernährung ist enorm wichtig für uns und unser Wohlbefinden. Aber davon gehen die Schlacken und Giftstoffe nicht raus, die wir bereits in uns haben. Wie man das macht, erkläre ich in einem der nächsten Kapitel.

Selbstliebe hat nicht nur etwas mit Körper und Ernährung zu tun, sondern auch mit dem Geist. Wie schon gesagt, hat ein gesunder Darm einen tollen Effekt auf unsere Seele und unser Wohlbefinden. Die Entschlackung und Reinigung unseres Darms ist also ein sehr wichtiger erster Schritt. Den wohltuenden Effekt unterstützen wir, indem wir uns selbst so wenig Stress wie möglich zumuten. Gehen wir möglichst viel nach draußen, an die Sonne. Reduzieren wir Stress, wo immer wir können. Dazu gehört auch, öfters Nein zu sagen und vor allem die Reizüberflutung nicht zu unterschätzen, die über Handy, Computer und Spielekonsolen auf uns einhämmert. Zudem sind schlechte Nachrichten und negative Inhalte jeder Art eine einzige Anstrengung für die Seele.

Das gilt ganz besonders, wenn wir gerne Fernsehen gucken. Gestresst kommen wir nach der Arbeit und der Fahrt im Berufsverkehr nach Hause, sinken erschöpft aufs Sofa und schalten den Fernseher an. Ein schöner Liebesfilm fürs Herz ist da noch die beste Programmwahl. Dagegen halten die Nachrichten Kriege und Unglücksmeldungen bereit: Politiker, die sich nicht einig sind, Terroranschläge und alles andere

Schreckliche, was die Nachrichtenredaktionen gerade für berichtenswert halten. Der anschließende Krimi bringt dann Mord und Totschlag ins Heim und verfolgt uns — auch wenn wir es nicht unbedingt merken — bis in den Traum. Hier können wir uns selbst etwas Gutes tun und diesen unnötigen Stress, den wir uns selbst zufügen, stark reduzieren.

Ying und Yang

Nicht nur unsere Nahrung sollte ausgewogen sein. Im Grunde gilt das für alles im Leben. Du hast sicher schon von Ying und Yang gehört. Wo zum Beispiel Licht existiert, gibt es auch Schatten. Erst gemeinsam ergeben sie ein Ganzes. Auf unseren Körper und unser Leben bezogen bedeutet das, dass wir bei allem, das wir tun, für den entsprechenden Ausgleich sorgen.

„Das mache ich doch alles längst", sagst Du jetzt vielleicht. „Nach dem anstrengenden Tag im Büro entspanne ich abends auf dem Sofa. Ein toller Ausgleich nach all dem Stress."

Damit machen wir uns selbst etwas vor. In Wahrheit sieht es nämlich meistens so aus, dass wir im Büro den ganzen Tag am Schreibtisch sitzen. Mittags vielleicht mit den Kollegen in der Kantine und auf dem Heimweg im Auto oder in der Straßenbahn. Wenn wir dann nach Hause kommen, sinken wir erschöpft in unseren Lieblingssessel und sitzen schon wieder! Das ist kein Ausgleich, kein Yang zum Ying, sondern noch mehr vom Selben! Einen Ausgleich zum ständigen Sitzen würden wir zum Beispiel mit einem längeren Spaziergang oder einem Besuch im Schwimmbad oder Fitnesscenter schaffen. Ausgleichende Bewegung ist gut für den Körper. Dabei kann auch unsere Seele ein bisschen Luft schnappen, sich entspannt baumeln lassen und Stress abbauen.

Umgekehrt, wenn wir den ganzen Tag dumpf handwerklich arbeiten mussten, sind Gespräche und Treffen mit Freunden eine gute Idee, ein interessantes Buch oder ein Kurs an der Volkshochschule, um etwas Neues zu lernen. Hier gleichen wir die eintönige handwerkliche Arbeit mit neuen Eindrücken und geistiger Anregung aus.

Verwöhnen wir uns! So wie wir unseren besten Freund verwöhnen würden, wenn er zu Besuch kommt oder eine kleine Aufmunterung braucht, sollten wir das auch mit uns selbst tun. Idealerweise nicht mit Essen (es sei denn, es ist super gesund!), sondern mit den kleinen Freuden des Lebens. Ein neuer Lippenstift, ein warmes Bad in unserem Lieblingsduftschaum, gemütliche Lesestunden auf dem Sofa ... Was immer unser Herz begehrt und Körper und Seele gut tut. Sich so zu verwöhnen, muss nichts kosten. Blättern wir doch mal in einem alten Fotoalbum und schwelgen in schönen Erinnerungen. Probieren wir die neue Schminktechnik aus, von der wir neulich in der Zeitung gelesen haben. Tanzen wir zu stimmungsvoller Musik mit dem Liebsten durchs Wohnzimmer (oder mit dem Staubtuch in der Hand bei der Hausarbeit). Uns fällt bestimmt etwas ein, das den eingefahrenen Alltagstrott ein wenig bunter und lebenswerter macht.

Mit welchen kleinen Freuden würdest Du Dich gerne verwöhnen? Mache hier eine Liste, so lang wie möglich. Verwöhne Dich regelmäßig nach Strich und Faden — sobald Du eine Aufmunterung brauchst, als Ablenkung, als Belohnung oder auch einfach nur so, aus Liebe zu Dir selbst:

_____

_____

_____

_____

_____

_____

_____

_____

_____

_____

Selbstliebe ist JETZT

Selbstliebe macht unser Leben schön und zwar jetzt! Bitte nicht warten, bis Du schlank geworden bist oder reich oder sonstwas. Wir können uns immer und überall selbst lieben und das Beste und Gesündeste gönnen, was die Situation erlaubt. Jetzt, gleich, sofort.

Das Leben passiert im Jetzt. Verpassen wir nicht das Heute, weil wir uns zu sehr auf Morgen konzentrieren. Wenn wir uns also einreden, dass wir erst dann Spaß im Leben haben können, wenn wir mit einer Traumfigur glänzen, vermiesen wir uns von vornherein die Zeit, bis es endlich soweit ist – falls es überhaupt jemals soweit kommt. Schließlich könnten wir vom Bus überfahren werden. Oder wir finden, sobald wir die Traumfigur endlich haben, womöglich ein neues Haar in der Suppe, das unser Glück im Heute vermiest. Vorbei mit in die Zukunft gerichteten Gedanken! Genießen wir das Jetzt!

Das gilt auch für den Blick zurück auf Momente, die nicht ganz so liefen wie vorgestellt. Schon halten wir uns für einen Versager und

Volltrottel, der auch in Zukunft keinen Erfolg haben wird. Damit ziehen wir uns selbst total herunter – unter dem Beifall des kleinen Teufels, der uns die Idee eigeflüstert hat. Unser innerer bester Freund würde das nie mit uns tun. Seien wir uns also der beste Freund und verbieten wir uns jeden Gedanken, der uns selbst schlecht macht, nur weil etwas nicht klappte. Schwamm drüber, all das war gestern. Wer sich selbst liebt, glaubt an sich selbst. Außerdem haben wir in unserem Leben schon so viel geleistet, dass wir stolz auf uns sein können.

Der Korridor der Erfolge

Wer etwas wirklich will, bekommt das hin. Menschen haben Mauern fallen lassen, Krankheiten besiegt, Geschichte geschrieben. Ein Blick ins Guinness Buch der Rekorde genügt, uns zu zeigen, was Menschen alles können, wenn sie wollen. Wir sind umgeben von Helden des Alltags, die täglich schwierige Situationen meistern. Schon die ganz Kleinen sind uns ein Vorbild. Sie üben so lange, das Köpfchen zu heben, laufen zu lernen oder den Breilöffel in den Mund zu führen, bis sie es können. Wenn sie hinplumpsen, versuchen sie es wieder von vorn. Wahre Helden, die nicht aufgeben, bis das Ziel erreicht ist – und schon fassen sie das nächste Ziel ins Auge. Jeder dieser Kinder wächst täglich über sich hinaus. Einer von ihnen waren wir. Die Ausdauer von damals, der stete Wille, zum Ziel zu kommen, ist nicht verloren gegangen. Höchstens in Vergessenheit.

Nicht zu ungut erinnern sich viele Erwachsene gern an ihre Kindheit zurück. Damals war das Leben noch kurzweilig und voller Abenteuer. Warum? Weil sie ständig ein Ziel hatten, das es zu erreichen galt. Kinder lernen täglich Neues und üben so lange, bis sie es können. Erwachsene denken dann irgendwann, dass sie schon alles können und lehnen sich in Ruhe zurück. Und jetzt? Das Leben wird langweilig, der Alltagstrott kehrt ein. Täglich wieder macht man die Sachen, die man bereits kann, und erholt sich dann abends davon. Meistens auch in ständig der gleichen Weise – und schon ist wieder Weihnachten und man staunt, wo das Jahr geblieben ist.

Wie viel spannender ist da etwas Neues im Leben. Ein Abenteuer. Eine Heldenreise. Und genau das kann unsere Entscheidung werden, uns gesünder zu ernähren, mehr Bewegung in unser Leben zu bringen und unsere Wohlfühlfigur zu erreichen. So wie wir als Kind unsere Ziele erreichen konnten, können wir es noch immer. Der Held steckt in uns. Der Eine, der ans Ziel kommt, auch wenn es noch so anstrengend wird. Eine Art Ethan Hunt, der eine *Mission Impossible* erhält. Einen Auftrag, den er unmöglich erfüllen kann – und dann erfüllt er ihn doch.

Sehen wir unser Vorhaben sportlich, als Hürdenlauf. Denn Hürden werden kommen. Peilen wir Erfolg an und lassen wir uns nicht davon abbringen! Ich weiß, wovon ich rede. Wenn ich die ganzen Torten, Pralinen und Kekse gegessen hätte, die mir angeboten wurden, obwohl ich gerade erst laut gesagt hatte, dass ich abnehmen will, würde ich längst nicht mehr durch die Tür passen. Die Aufgabe besteht also darin, Versuchungen lächelnd abzulehnen.

Du schaffst das nicht, redet Dir der kleine Teufel ein? Stell Dir einmal vor, Du hättest ein Haus mit einem großen Flur. Dort hängst Du in Deiner Vorstellung, schön gerahmt, alle Deine bisherigen Erfolge an die Wand. Alle Urkunden und Diplome, die Du vielleicht hast. Aber genau so wichtig sind Dinge wie sich etwas Schwieriges getraut zu haben, die Frau Deines Lebens geheiratet zu haben oder den Marathon mitgelaufen zu sein. Erfolgreich im Beruf, die Kinder großgezogen oder den Hund anständig trainiert? Selbst das knifflige Kreuzworträtsel, dass Du Woche für Woche löst, gehört in den Korridor Deiner Erfolge. Für all das muss man sich anstrengen und Du hast es geschafft! Dafür solltest Du Dich wirklich mal so richtig selbst loben. Von Deinen bisherigen Erfolgen können andere nur träumen.

Bestimmt fällt Dir jede Menge ein, was Du sehr erfolgreich geleistet hast, obwohl es nicht einfach war. Ich erinnere mich zum Beispiel, wie viele Tage, Stunden und Wochen ich als Kind verzweifelt versucht habe, endlich pfeifen zu lernen. Danach das Gleiche mit Kaugummi blasen und anschließend mit Rollschuh fahren. Jedesmal dachte ich, ich würde es nie schaffen. Ich konnte überhaupt nicht verstehen, wie meine Freunde das scheinbar mühelos von ganz alleine konnten, nur ich nicht. Aber ich habe nicht aufgegeben. Heute weiß ich, dass es den anderen genauso ging. Auch sie haben wie verrückt probiert, bis sie es endlich konnten.

Erfolg kommt nicht von allein. Er ist kein Gottesgeschenk, das vom Himmel fällt. Man muss etwas dafür tun und sich oft richtig anstrengen, aber zum Schluss erreicht man das Ziel, von dem man geträumt hat. Ich kann pfeifen, Kaugummiblasen blasen und Rollschuh fahren – und mit der Wunschfigur ist es das Gleiche. Man muss das Ziel sportlich sehen, habe ich gelernt. Immer wieder tritt man gegen sich selbst an, bis es endlich klappt. Auch wenn es nicht einfach ist. Und dann übt man noch ein Stückchen weiter, um das Ganze zu perfektionieren. Schließlich will man nicht nur einen Ton pfeifen können, sondern auch eine Melodie. Die Kaugummiblase soll nicht sofort platzen, sondern möglichst groß und eindrucksvoll werden. Auch beim Rollschuhfahren wollte ich elegante Pirouetten drehen können, statt nur immer von hier nach dort zu rollen.

Also hänge alles, was Du erreicht hast, in den Korridor Deiner Erfolge und sieh Dir die Bilder immer wieder an. Besonders dann, wenn der kleine Teufel Dir einreden will, dass Du sowieso nie etwas hinkriegst und Du Dein Vorhaben deshalb gleich sein lassen oder mittendrin aufgeben solltest. Jedes einzelne der Bilder an Deiner Erfolgswand zeigt, dass Du das genaue Gegenteil dessen bist, was Dir da eingeredet wird. Du bist erfolgreich und hast es wieder und wieder bewiesen. Schon bald wird auch Deine erfolgreich erreichte Wunschfigur goldgerahmt an der Wand glänzen.

Hier kannst Du ein paar Erfolge aufschreiben, die im Korridor Deiner Erfolge an der Wand hängen sollten:

Die innere Einstellung

Eine wichtige Voraussetzung, um zum Erfolg zu kommen, ist die innere Einstellung. Hier solltest Du Dir ein Gerät vorstellen, das zunächst richtig eingestellt werden muss, damit es funktioniert. Ähnlich wie eine Heizung einen Raum nur erfolgreich beheizen kann, wenn die Temperatur im

Thermostat richtig eingestellt ist.

International ist im Business das Finanz-Thermostat ein bekannter Begriff. Hinter dem Ausdruck verbirgt sich die Theorie, dass jemand, der unterbewusst eine bestimmte Einstellung zum Geld hat, immer alles daransetzen wird, dieser Einstellung zu entsprechen. Ein Mensch, dessen Finanz-Thermostat unterbewusst niedrig eingestellt ist, wird also nie besonders viel Geld haben. Das erlaubt die Einstellung seines Finanz-Thermostats nicht. Bekommt er eine Gehaltserhöhung, findet er sofort einen Weg, das Geld schnell wieder auszugeben. Vielleicht kauft er sich ein etwas größeres Auto und macht teurere Ferien. Im Grunde versucht er aber ständig, auf der eingestellten „Temperatur" zu bleiben. Auch Lottogewinner mit einem niedrig gestellten Finanz-Thermostat werden den Gewinn nach einiger Zeit wieder ausgegeben haben. Einfach, weil ihre innere Einstellung sich nicht mit dem Besitz von viel Geld verträgt.

Das andere Extrem sind diejenigen mit einem sehr hoch eingestellten Finanz-Thermostat. Für sie kommt alles unter Millionenbeträgen einfach nicht infrage. Selbst wenn ein solcher Millionär sein Geld verliert, weil er zum Beispiel Konkurs macht, hat er erstaunlich schnell neue Millionen verdient. Steve Jobs, Bill Gates oder Donald Trump sind alles Beispiele für Millionäre, die ihr Geld verloren und bald wieder ihr altes Vermögen (und mehr) verdient haben.

Das Gleiche gilt für das Erfolgs-Thermostat. Da Du Dich ab jetzt selbst liebst und eine gesunde, fitte Lebensweise anstrebst, sollte Dein Erfolgs-Thermostat am besten recht hoch eingestellt sein. Nun kannst Du wie selbstverständlich davon ausgehen, das gewünschte Ziel zu erreichen. Zweifle bitte keinen Augenblick daran und lasse Dich auch nicht von Motivationsvampiren, Werbung und fiesen Stimmen im Ohr davon abbringen. Wenn Dir das Projekt zunächst schier unmöglich vorkommt, weil Du noch nie Deine Ernährungsweise umgestellt hast: Verwandele Dich mental in Ethan Hunt, der den Auftrag bekommt, eine *Mission*

Impossible zu erledigen. Egal, mit welchen Problemen er konfrontiert wird, Ethan Hunt findet garantiert einen Weg, das scheinbar Unmögliche zu tun. Wie damals, als Du laufen gelernt hast, betrachtet auch er sein Ziel sportlich. Aufgeben gibt es nicht — und plötzlich ist die unmöglich machbare Mission doch möglich gewesen.

Betrachte also regelmäßig die Bilder auf dem Korridor Deiner Erfolge. Mach Dir bitte klar, wie erfolgreich Du in Wirklichkeit bereits bist! Deine Erfolge der Vergangenheit sind der beste Beweis. Du kannst gar nicht anders als in Zukunft super erfolgreich zu sein. Schließlich hast Du Dein Erfolgs-Thermostat hochgeschraubt!

Die Formel zum Erfolg

Für Erfolg gibt es eine Formel:

> Fokus + Aktion + Glaube an sich selbst = Erfolg

Unter **Fokus** versteht man, dass wir unser Ziel anstreben, ohne uns großartig ablenken lassen. Eigentlich hat das Wort Fokus mit den Augen zu tun — das Ziel nicht aus den Augen lassen — aber als Beispiel nehme ich mal einen Hund, der einer Spur folgt. Kommt er einmal vom Weg ab, dreht er um, bis er die Fährte wieder erschnuppert, und schon geht es weiter. Halte Dir bitte also bei allem, was Du tust, Dein Ziel vor Augen und lasse Dich von Selbstliebe leiten!

Frage Dich vor jeder Entscheidung: „Ist das wirklich gut für mich?"; „Ist das wirklich gesund?"; „Führt mich diese Entscheidung zum gesunden Wunschgewicht?"

Dabei konzentrierst Du Dich auf einen gesunden, fitten Körper und die entsprechende Lebens- und Ernährungsweise. Und zwar auf Dauer. Oder in anderen Worten: für immer und ewig. Dein Ziel sollte NICHT ein bestimmtes Gewicht oder das Erreichen Deiner Traumfigur sein. Also nichts Greifbares, das irgendwann einmal erreicht ist. Dafür gibt es einen Grund.

Wenn Du denkst: „Ich möchte gerne schlank sein", dann denkst Du unbewusst gleichzeitig, dass Du im Moment zu dick bist. Selbst wenn Du Dein Ziel quasi schon erreicht hast, weil nur ein Kilo zum Traumgewicht fehlt, denkst Du immer noch: „Ich bin noch zu dick, ich muss noch ein Kilo abnehmen."

Ist das letzte Kilo auch noch fort, hast Du endlich die ersehnte Figur. Du atmest auf. Das großes Ziel ist erreicht, das Abnehmen vorbei. Dein Unterbewusstsein ist nun aber nach all der Zeit davon überzeugt, dass „zu dick" Dein Normalzustand sei. Schließlich hat es das ständig von Dir gehört. So setzt es also alles daran, dass Du so schnell wie möglich wieder normal wirst: zu dick. Wie von einem unsichtbaren Gummiband wirst Du unbewusst zum „Ich bin zu dick" zurückgezogen.

Das kannst Du ändern, indem Du Dein Ziel änderst.

Dein neues Ziel ist, ab jetzt Selbstliebe zu üben und dauerhaft gesund und fit zu leben. Das gilt für immer. Das Ziel wird nie erreicht, denn Dein Vorsatz dauert bis zum Lebensende. Dein Unterbewusstsein hat nun keinen Grund, Dich irgendwohin zurück zu ziehen. Von Anfang an sagst Du Dir: „Ich liebe mich selbst. Ich ernähre mich gesund und werde das auch in Zukunft tun."

Wichtig ist, Dich ausschließlich auf das Positive zu konzentrieren. Gehe dem Negativem bitte unbedingt aus dem Weg. Wenn Du zum Beispiel den Ernährungsplan hier im Buch liest, lenke bitte Dein Augenmerk auf die kulinarischen Köstlichkeiten, die zu Deiner Verfügung stehen. Nicht auf das, was Du vermeiden solltest. Das bringt Dir nur Frust. Freue Dich stattdessen, dass Du mehr essen kannst als vorher, ohne Kalorien zu zählen.

Liebevoll schlank

Aktion ist ein anderes Wort für Tun. Es dreht sich also darum, nicht nur von einer schlanken Linie zu träumen, sondern auch aktiv zu werden. Zu handeln. Du kannst Deine Traumfigur nicht erreichen, solange Du Chips essend auf dem Sofa sitzt und schöne Wunschvorstellungen hast. Dein Auto wäscht sich auch nicht von allein. Selbstverständlich kannst Du hoffen, dass Dein Wagen sich magisch irgendwie von selbst putzt. Aber ohne dass Du ihn in die Waschanlage fährst oder selbst tätig wirst, wird das wohl nichts.

Bei gesunder Ernährung, die zur ersehnten Traumfigur führt, gehört also selbstverständlich dazu, dass Du Dich gesund ernährst. Es genügt nicht, Dir vorzustellen, wie schön es wäre, wenn ... Du musst die Ärmel hochkrempeln und in Aktion treten.

Die dritte Komponente zum Erfolg ist der **Glaube an Dich selbst**. Wenn Du meinst, Deine Traumfigur nie erreichen zu können, glaubst Du nicht an Dich selbst, sondern dem kleinen Teufel, der Dir seine Gemeinheiten ins Ohr raunt. Eine große Portion Selbstliebe und die Tipps in diesem Ratgeber helfen Dir dabei, durchzuhalten und an Dich selbst zu glauben. Selbstverständlich erreichst Du, was Du Dir vorgenommen hast! Gib dem Teufel in Deinem Ohr einen gehörigen Tritt in den Hintern. Er lügt Dich nach Strich und Faden an.

_____

_____

_____

_____

Kapitel 2 – Check Dich selbst

Du träumst von einer guten Figur und einer gesünderen Lebensweise. Im Moment lebst Du aber noch nicht wie in Deiner schönen Zukunftsvision. Bildlich gesprochen stehst Du also an Punkt A und willst nach B. Die Frage ist, wie Du dort hinkommst, ohne bald Schiffbruch zu erleiden.

Theoretisch musst Du beim Abnehmen nur weniger Energie zu Dir nehmen als Du brauchst. Das klingt einfach, ist es aber nicht. Irgendwie kommt immer das Leben dazwischen und zum Schluss ist schon wieder ein Abnehmversuch gescheitert.

„Die Diät klappt nicht", denkst Du schnell. Doch die Vermutung liegt nahe, dass die Diät entweder sehr einschränkend oder zu einseitig war, wodurch Heißhungerattacken entstanden, oder Du nicht gut vorbereitet warst.

Miss Marple ermittelt

Jedes Projekt muss geplant und vorbereitet werden. Das kennst Du bestimmt aus Deinem Arbeitsalltag. Aber auch im Haushalt, bei Spiel, Sport oder vor den Ferien geht es nicht ohne Planung und Vorbereitung. Wenn Du einen Kuchen backen willst, musst Du erst die erforderlichen Zutaten einkaufen und genau abwiegen. Dein Ofen muss vorgeheizt sein, die Form eingefettet und Du musst wissen, nach welcher Zeit der Kuchen fertig ist.

Wenn Du verreisen willst, musst Du vorab Dein Flugticket kaufen, das Hotelzimmer reservieren und überlegen, was Du in den Koffer packen solltest. Ohne Vorbereitung kommst Du ohne Wanderschuhe in den Bergen an oder hast Namen und Adresse des Hotels zu Hause gelassen.

Auch das Abnehmen muss vorbereitet werden. Mit einem schnellen Blick auf den Ernährungsplan ist es nicht getan. Gehe also gründlich vor.

Nur so kommst Du zum Erfolg. Zunächst einmal geht es darum, den Ist-Zustand zu erfassen. Das ist der allererste Schritt auf dem Weg zur Traumfigur und es klingt ein wenig bürokratisch und langweilig. Das ist es aber nicht. Im Rückblick war es eine wirklich interessante Aufgabe, die mir die Augen geöffnet hat.

Die Stimmen im Kopf zu unterscheiden sowie Motivationsvampire zu erkennen, ist auch Teil der Vorbereitung. Wenn Du Dir noch nicht sicher bist, wie das funktioniert, dann lies dazu am besten noch einmal das Kapitel *Selbstliebe*.

Wo stehst Du im Moment?

Veränderungen fallen oft nicht auf, denn sie geschehen langsam und in winzigen Schritten, von Tag zu Tag. Vorher/Nachher-Bilder geben Dir da nach einer Weile Aufschluss. Natürlich auch die vielen Kleidergrößen in Deinem Schrank, die Dir alle mal gepasst haben. Noch besser ist es aber, ein Büchlein über Deine persönliche Erfolgsreise anzulegen. Dazu gehört es, den Ist-Zustand zu erfassen.

Falls Du noch kein Erfolgsbüchlein hast, aber gleich loslegen möchtest, kannst Du das hier tun:

- Miss Dich aus und notiere Deine Maße.

Datum:

_____

Waden:

_____

Liebevoll schlank

Schenkel:

_____

Po:

_____

Hüfte:

_____

Taille:

_____

Oberweite:

_____

Oberarme:

_____

Gewicht:

_____

An welchen Körperstellen möchtest Du Gewicht verlieren?

_____

_____

_____

- Wiege Dich – morgens, nackt, auf nüchternen Magen und nach dem Gang zur Toilette – und notiere Dein Gewicht. Das solltest Du dann entweder jeden Morgen oder wöchentlich wiederholen.

Du wiegst Dich bekleidet? Dann bitte immer etwa zur gleichen Tageszeit und in derselben Kleidung oder etwas Vergleichbarem. Wenn Du bei der ersten Messung derbe Kleider getragen hast und bei der nächsten Messung etwas Leichtes, wird das Resultat durch die gewichtsmäßig unterschiedliche Bekleidung verwischt.

Achtung: Alles, was Du vor dem Wiegen isst oder trinkst, wiegst Du mit. Wenn Du vor dem Wiegen zum Beispiel einen Viertelliter Flüssigkeit getrunken hast (250 ml), dann wiegst Du anschließend etwa 250 g mehr. Achte bitte darauf, alles möglichst gleich zu halten, damit Du wirklich vergleichbare Resultate erzielst. Wie gesagt, morgens, nackt, nach dem Gang zur Toilette und ohne Essen und Trinken im Bauch ist am besten.

-   Berechne Deinen BMI sowie Dein Taille-Hüft-Verhältnis. Online-Rechner dazu findest Du im Internet. Auch auf den Webseiten der Krankenkassen findest Du Online-Rechner oder zumindest eine ausführliche Anleitung, wie Du es selbst berechnen kannst.

Nach neuesten Erkenntnissen ist neben dem BMI ein gesundes Taille-Hüft-Verhältnis sehr wichtig. So erkennst Du, ob sich Dein Gewicht im normalen gesunden Bereich befindet oder ob Du entsprechend zu- oder abnehmen solltest.

BMI:

_____

Liebevoll schlank

Taille-Hüft-Verhältnis:

_____

- Mache einige Ganzkörperfotos von Dir, angezogen und möglichst auch nackt, um hinterher den Vergleich zu haben. Behalte bitte die Kleidung, die Du auf den Fotos trägst. Auch hier merkst Du bald den Unterschied, wenn nichts mehr kneift oder spannt und der Bund immer lockerer wird.

Wenn Du Fitness und Gymnastik in Dein Leben bringst, lässt sich übrigens viel machen, falls Du generell ein wenig „aus dem Leim geraten" bist. Denn vom reinen Abnehmen wird man noch nicht knackig. Hier hilft es sehr, Deine Reise zur Traumfigur einmal im Monat auf Fotos von Dir selbst festzuhalten. Idealerweise nackt oder in Unterwäsche. So kannst Du Dir Deinen Erfolg und die positive Veränderung Schritt für Schritt vor Augen führen.

Schreibe auf, wie Du Dich fühlst – körperlich und geistig. Einfach alles, was Dir dazu einfällt. Fängst Du beim Treppensteigen an zu keuchen? Fühlst Du Dich oft schlapp? Beneidest Du andere um ihre gute Figur und Fitness? Fühlst Du Dich als Versager, weil Du schon so viele Diäten angefangen und abgebrochen hast?
Sei ehrlich mit Dir selbst. Alles, was Du aufschreibst, ist für Dich bestimmt. Um zu sehen, wie Du Dich im Lauf der Zeit veränderst. Aber auch, um zurückzublättern, wenn Du drauf und dran bist, mit Deiner gesunden Lebensweise wieder aufzuhören. Dann sieh Dir Deine Fotos und Notizen vom Anfang nochmal an. Willst Du

wirklich dorthin zurück, wo Du damals warst?

Liebevoll schlank

Hier ist Platz, um Deine Vorher-Fotos einzukleben: 📷

- Schreibe hier stichpunktartig auf, was Du tagsüber so alles tust. Auch wie viel Zeit Du mit den einzelnen Tätigkeiten verbringst. Hier entsteht schon ein Hinweis darauf, wie oft Du eigentlich sitzt und wie ausgewogen Deine Lebensweise ist.

_____

_____

_____

_____

_____

_____

_____

_____

- Schreibe auf, was Du Dir von der ersehnten neuen Lebens- und Ernährungsweise erhoffst. Ein wichtiger Punkt ist bestimmt Deine Traumfigur. Aber gibt es da noch etwas, wie zum Beispiel der Wunsch, so lange wie möglich fit und gesund zu bleiben? Endlich wieder im Bikini an den Strand zu gehen? Nicht mehr schnaufend hinter allen herzulaufen? Ein Formel-Kurs auf dem Nürburgring – was bisher nicht ging, weil Du zu viel gewogen hast?

Stelle Dir Dein zukünftiges Selbst in der schönen Situation vor, die Du erträumst. Male Dir diese Szene in den schillerndsten Farben aus. Empfinde, wie wunderbar Du Dich dann fühlst. Und vergiss nicht, diese Vision aufzuschreiben und Dir regelmäßig wieder vor Augen zu führen.

- Falls auf Deiner persönlichen Erfolgsreise etwas schiefgeht, wenn Du zum Beispiel trotz allerbester Vorsätze in alte Gewohnheiten zurückfällst – schreibe das auf! Denke nun in Ruhe darüber nach, warum das passiert ist. Warst Du nicht gut genug vorbereitet? Konntest Du nicht Nein sagen? Vorher Alkohol getrunken; aus Langeweile gegessen; wegen des Wetters im Haus geblieben? All das gehört in Dein Büchlein. So merkst Du mit der Zeit, wo Deine Stolpersteine liegen und welche Situationen Du vermeiden oder besser vorbereiten solltest.

Hier kannst Du aufschreiben, in welchen Momenten Du bisher schwach geworden bist oder ganz aufgegeben hast:

_____

_____

_____

_____

_____

_____

_____

„Wer weitermacht wie bisher, bekommt auch weiterhin, was er bisher bekommen hat."

Auf gut Deutsch: Solange Du Dich weiterhin so ernährst wie bisher, wirst Du garantiert nicht schlanker und gesünder. Um dauerhaft abzunehmen, musst Du leider etwas ändern, und zwar Deine Gewohnheiten. Die sind es, die Dich überhaupt in diese dumme Situation gebracht haben, dass Du jetzt zu viel wiegst oder nach dem Abnehmen bald wieder zunimmst.

Vertrackterweise musst Du Deinen Gewohnheiten erst einmal auf die Schliche kommen. Meist merkst Du überhaupt nicht, wo sie sich überall eingeschlichen haben – und dann weißt Du nicht, wie Du daran etwas ändern sollst.

„Das kann sowieso nicht funktionieren", wispern sofort Teufelchen und Schweinehund und warten mit einer Vielzahl plausibel klingender Gründe auf, warum es nicht geht.

„Viel zu anstrengend und unpraktisch."

„Alle anderen Familienmitglieder essen Nüsschen beim Fernsehen, nur du nicht? Du glaubst doch selbst nicht, dass das funktioniert!"

„Du weißt doch jetzt schon, dass es nicht klappt!"

Schon bald haben ihre bösen Worte Erfolg. Frustriert, aber überzeugt, dass die Diät tatsächlich keine gute Idee ist, greifst Du zu den gewohnten Snacks. Aber alles geht, wenn Du es willst. Auch Deine Gewohnheiten lassen sich ändern. Solange Du das weißt und Dein Ziel im Auge behältst, erreichst Du es auch.

Zunächst gilt es, das Problem zu finden und eine passende Lösung zu suchen.

„Mein Problem kenne ich doch längst", sagst Du jetzt wahrscheinlich.

„Ich habe zugenommen und die Lösung ist, dass ich wieder abnehme."

Das stimmt zwar, aber dieses Hauptproblem („Ich habe zugenommen und will abnehmen") besteht aus vielen einzelnen Unterproblemen. Unter anderem sind das Deine Gewohnheiten. Wahrscheinlich hast Du nur deshalb so zugenommen, weil Du Dir über die Jahre angewöhnt hast, in bestimmten Situationen zu essen. In etwa ist das vergleichbar mit einem Raucher, der sich jedesmal nach dem Essen oder beim Nachdenken eine Zigarette anzündet.

Im Klartext heißt das: **Wenn Du 20 schlechte Essgewohnheiten hast, hast Du 20 Probleme, für die Du 20 passende Lösungen finden musst.** Der erste Schritt in die richtige Richtung ist hier, ein Ernährungs-Tagebuch zu führen.

Mein Tipp: Behalte dieses Hilfsmittel möglichst lange bei. Also nicht nur ein paar Tage lang, sondern bis Du Deine Ernährungsweise wirklich umgekrempelt hast und Dich quasi im Schlaf gesund und ausgewogen ernährst.

Falls Dir beim Lesen schon einige solche Essgewohnheiten eingefallen sind, wie der Kakao vor dem Schlafengehen oder die Erdnussflips, sobald abends der Fernseher läuft, kannst Du sie hier aufschreiben:

_____

_____

_____

_____

_____

_____

Liebevoll schlank

_____

_____

_____

_____

Selbstverständlich hast Du auch Angewohnheiten, die bestens in ein fittes und gesundes Leben passen. Vielleicht treibst Du manchmal oder regelmäßig Sport, vielleicht isst Du besonders gerne Stachelbeeren oder Gemüsesuppe und vielleicht hast Du sogar einen Hund, mit dem Du täglich spazieren gehst. Bitte schreibe Deine positiven Angewohnheiten auf eine Liste. Anschließend denkst Du nach, wie Du sie ausweiten und verbessern könntest. Also zum Beispiel ein wenig länger mit dem Hund zu laufen oder die Erdbeeren ab jetzt ohne Zucker und Schlagsahne zu essen.

Hier kannst Du Dir schon einmal notieren, was Dir spontan zu Deinen guten Angewohnheiten einfällt:

_____

_____

_____

_____

_____

_____

_____

_____

_____

_____

Dein Ernährungstagebuch

Den Ist-Zustand Deiner Essgewohnheiten machst Du am besten mithilfe eines Ernährungstagebuchs anschaulich. Um etwas zu verbessern und Deine Traumfigur erreichen zu können, musst Du erst einmal wissen, wie die Situation im Moment aussieht. Welche Essgewohnheiten Du hast. Eine spannende Aufgabe, bei der Du Dich wie ein Meisterdetektiv selbst beschattest. Du brauchst Stift und ein Büchlein – meins hat das Format A5 – sowie ein Handy oder eine Kamera. Und los geht's, Du bist jetzt Miss Marple oder der unschlagbare Hercule Poirot! Ran an die Detektivarbeit!

In Deinem Büchlein schreibst Du auf, was, wann, wo und warum Du isst. Mit dem Handy oder der Kamera machst Du Fotos von allem, was in Deinem Mund landet – sogar vom allerkleinsten Bisschen. Oft sind es gerade diese harmlos wirkenden Kleinigkeiten und Häppchen, die sich zu einer beachtlichen Summe zusammenaddieren. Die Reste der Kinder, der Klecks Mayonnaise oder die Kartoffelchips, die Du beim Vorbeigehen aus der Schale stibitzt.

Du kannst Dein Ernährungstagebuch hübsch dekorieren oder es auch einfach so lassen wie es ist — ganz wie es Dir gefällt. Vorteilhaft ist natürlich, wenn es in Deine Tasche passt, damit Du es immer dabei hast. Wenn Du es moderner magst, schreibe in den Computer oder direkt in Dein Handy. Ich mache beides. Mein Ernährungstagebuch liegt zu Hause auf dem Schreibtisch, aber unterwegs benutze ich das Handy. Die Notizen trage ich dann später in mein Büchlein ein. Toll, was mit moderner Technik alles möglich ist, aber am liebsten habe ich zum Schluss ein richtiges Buch in den Händen, mit Seiten zum Umblättern.

Bitte schreibe so oft und so ausführlich wie möglich in Dein Tagebuch. Als Vorbereitung zum Abnehmen idealerweise über ein, zwei Wochen. Ab dann solltest Du es möglichst dauerhaft weiterführen. Wenn Du es nur wenige Tage lang machst, besteht nämlich die große Gefahr, dass Du Dich für die kurze Zeit zusammenreißt und Dich anders verhältst als sonst. Das kenne ich von mir. Ich betrüge mich gerne und mache mir dann anhand der paar Einträge vor, ziemlich gesund und gar nicht so kalorienreich zu essen. Also sei bitte ehrlich mit Dir selbst! Du schreibst diese Aufzeichnungen nicht für mich in Dein Buch, sondern für Dich. Das Ernährungstagebuch ist Dein wichtigstes Werkzeug, um später sinnvolle Änderungen in Deinen Gewohnheiten vorzunehmen.

Ein vager Vorsatz wie: „Ich will ab sofort keine Gummibärchen mehr essen", bringt nichts, wenn die Gummibärchen vielleicht gar kein großes Problem darstellen. Hier schafft das Ernährungstagebuch Klarheit. Es führt Dir deutlich vor Augen, wo genau der Hund begraben liegt. Es soll all Deine Angewohnheiten aufdecken, gute wie auch schlechte, damit Du sinnvoll und gezielt darüber nachdenken kannst, wie Du die falschen zum Guten wenden könntest.

Folgendes solltest Du in Dein Ernährungstagebuch schreiben:

- Was isst Du?

Dieser Punkt erklärt sich eigentlich von selbst. Du solltest bitte alles, und zwar wirklich ALLES, aufschreiben, was Du in den Mund steckst. Jede Mahlzeit, aber auch jede noch so kleine Rosine. Stelle bitte auch die Mengen dar. „Fritten mit Ketchup" könnte eine Miniportion mit einem ebenso kleinen Ketchup-Klecks sein oder aber eine Riesentüte mit einer halben Flasche Ketchup. Das Gleiche gilt für Getränke. Dazu gehört, ob es ein kalorienfreies oder -armes Getränk war oder die Originalversion mit Zucker.

Kaffeegetränke wie der beliebte Latte Macchiato oder Cappuccino können ungeahnte Kalorienbomben sein. Die Milch ist meistens vollfett, dazu kommt womöglich noch jede Menge Zucker. Selbst wenn Du selbst kein Zuckertütchen hineingibst, ist vielleicht schon ein Sirup im Getränk, der voller Kalorien steckt. Gerade bei Kaffeekreationen mit Geschmack ist das öfters der Fall. Karamell- oder Haselnuss-Latte Macchiato, zum Beispiel.

Am besten, Du fragst das nächste Mal im Café nach, was da eigentlich drin ist und wie viele Kalorien Dein Lieblingsgetränk hat. Schon das kann ein echter Augenöffner sein, was die Kalorienzahl angeht. Die Fotos, die Du gemacht hast, führen Dir anschaulich vor Augen, was Du genau zu Dir nimmst. Spätestens hier kommt die Wahrheit an den Tag, falls Du Dir unbewusst etwas vormachst. Isst Du wirklich so wenig und nimmst über den Tag verteilt reichlich Obst, Gemüse und die dazugehörigen Vitamine zu Dir, wie Du annimmst? Wenn Du Dir Deine Fotos genau betrachtest, erkennst Du die Wahrheit.

Der Nahrungsgehalt von Getränken wird von den meisten Menschen völlig falsch eingeschätzt. Wenn Du ein leichtes Gericht isst, dazu aber eine wahre Kalorienbombe trinkst, kommt es nicht zu der ersehnten Gewichtsabnahme. Das Gleiche gilt für frische, knackige Salate, die eigentlich nur wenige Kalorien haben. Wenn dann aber ein cremiges oder öliges Salatdressing dazu kommt, Croutons, Käsestückchen oder Speck, Körner und Samen, nimmst Du viel mehr Kalorien zu Dir als Du wahrscheinlich denkst.

Wie gesagt: Getränke, die Milch, Zucker oder Alkohol enthalten, sind leider keine Schlankmacher. Also bitte aufgepasst, hier lauern versteckte Kalorien. Milch ist kein Getränk zum Durstlöschen wie Tee oder Wasser, sondern gilt als flüssige Nahrung. Neugeborene Babys, die ausschließlich Milch zu sich nehmen, sind bald rund und rosig, weil Milch so besonders nahrhaft ist. Süß sehen sie aus, mit ihrem Babyspeck! Dummerweise lässt Milch auch Erwachsene zunehmen und gedeihen wie ein Baby. Essen wir einen Muffin und trinken dazu einen Latte Macchiatto, dann sind das zwei nahrhafte Speisen, die in diesem Fall zusammen etwa den Kaloriengehalt einer Hauptmahlzeit haben. Also habe ein wachsames Auge auf die Getränke, die Du zu Dir nimmst, und notiere alles genau in Deinem Ernährungstagebuch.

Es kann sein, dass Du tatsächlich nicht so viel isst, aber das Falsche. Oder Du bevorzugst karorienreiche Getränke. Möglicherweise isst und trinkst Du auch zu wenig. Auch in diesem Fall nimmt man schlecht ab, weil der Körper sich auf die vermeintliche Hungersnot einstellt. Jetzt hält er das ganze Hüftgold erst mal bombenfest, um in der Not als Reserve darauf zurückgreifen zu können. Wenig zu trinken führt unter anderem zu einer schlechten Verdauung. Auch das ist nicht gut für die geplante Gewichtsabnahme.

- Wann isst und trinkst Du?

Jeder Mensch hat andere Essgewohnheiten und somit auch andere Zeiten, zu denen er isst. Vielleicht isst Du zu den Mahlzeiten im Kreis der

Familie, aber immer mal wieder eine Kleinigkeit zwischendrin. Manche essen überhaupt nur Kleinigkeiten, aber davon viele. Und wieder andere essen so, wie es gerade kommt und wo sie der Appetit überfällt. Wir sind eben individuell, heute mehr denn je. Da wir so viele Gelegenheiten und Verlockungen zum Essen und Trinken haben, nehmen wir oft mehr Kalorien zu uns als unser Körper braucht, und erinnern uns nicht einmal daran. Kannst Du Dich abends noch zuverlässig daran erinnern, wann und was Du heute gegessen und getrunken hast? Die Hauptmahlzeiten bleiben in der Regel in Erinnerung, doch die Happen und Getränke, die zwischendurch in Deinen Mund wandern, sind recht schnell vergessen — und wann das war sowieso.

Schreibe Dir also bitte auf, wann und was Du gegessen und getrunken hast. Auch hier gilt: Bitte jeden einzelnen Schluck und Bissen vermerken und die Uhrzeit notieren! So kannst Du auch wunderbar erkennen, wie oft am Tag Du eigentlich Wasser trinkst. Darüber hinaus kommen häufig interessante Regelmäßigkeiten und Angewohnheiten ans Licht, die Dir vielleicht bisher nicht so klar waren.

- Wo isst und trinkst Du?

Das Wo ist ein wichtiger Aspekt Deines Ernährungstagebuchs, denn viele essen nicht ausschließlich zu den Mahlzeiten und am Tisch. Vielfach wird unterwegs gegessen, auf der Straße oder in Zug, Bus und Auto. Hierbei konzentriert man sich nicht auf den Essgenuss, sondern schlingt alles quasi im Vorübergehen hinunter. Auch beim Fernsehen achtet man nicht darauf, was und wie viel man isst. Das Geschehen im Film lenkt davon ab. Denke nur an das Popcorn im Kino. Ehe Du es Dir versiehst, ist auch der letzte Krümel gegessen. Einfach so nebenbei, denn eigentlich hast Du ja den Film geguckt.

Dein Tagebuch zeigt auf, wo Du was zu Dir nimmst und ob es dabei eine gewisse Regelmäßigkeit gibt. Jedesmal, wenn Du Deine Freundin besuchst? Mehrmals wöchentlich im Restaurant? Auf dem Weg zur Arbeit? Krümelst Du unterwegs das Auto voll oder reißt Du die Chipstüte bereits im Supermarkt auf? All das gehört ins Tagebuch.

- Warum isst und trinkst Du?

Nicht jeder isst, weil ihm der Magen knurrt. Vielleicht verbindest Du mit manchen Orten automatisch Essen und Trinken, selbst wenn Du nicht hungrig bist. So wie bei einem Kinobesuch oft Popcorn dazugehört oder abends vor dem Fernseher eine Schale Chips auf dem Couchtisch steht, obwohl gerade erst zu Abend gegessen wurde.

Auch im Restaurant greifst Du zunächst einmal zum Brot im Körbchen auf dem Tisch. Dabei freust Du Dich eigentlich auf die Vorspeise, die Du bestellt hast. Das Baguette isst Du nur, weil es da steht. Wäre es nicht da, hättest Du es nicht vermisst. Das Gleiche gilt für salzige Snacks, die herumstehen. Oft sieht man sie in Hotelbars und anderen Lokalen, denn die salzigen Knabbereien machen Dich durstig. Der Wirt hofft darauf, dass Du dann nicht nur ein Getränk, sondern gleich mehrere trinkst. Die Gäste greifen üblicherweise sehr erfreut zu, weil die Knabbereien direkt vor ihnen stehen und nichts kosten. Nicht, weil sie Hunger haben.

Viele Menschen, die ich befragt habe, essen und trinken regelmäßig Dinge, die sie überhaupt nicht mögen. Zum Beispiel das Glas Ouzo, das der freundliche griechische Kellner nach dem Essen spendiert. Tante Margots Kohlroulade, die sie schon vor dreißig Jahren nicht ausstehen konnten. Oder klebrige Zuckerwatte, weil sie zum Jahrmarktbesuch seit jeher dazugehört. Meistens stecken alte Gewohnheit oder Höflichkeit dahinter, dass solche wenig geliebten Speisen und Getränke trotzdem verzehrt werden.

Frage Dich bitte bei allem, was Du isst oder trinkst, warum Du das gerade tust, und schreibe es in Dein Ernährungstagebuch. Hattest Du vor, Nüsschen zu essen oder standen die einfach griffbereit auf dem Tisch? Hast Du tatsächlich Hunger oder isst Du die Käsesahneschnitte im Café bloß, weil Deine Freundin sich auch einen Kuchen bestellt hat? Ist das ein geplanter Besuch im Fast Food Restaurant oder hing draußen etwa ein verlockendes Poster, dass es heute ein besonderes Angebot gibt?

- Wie fühlst Du Dich, wenn Du zum Essen greifst?

Schreibe auf, wie Du Dich vor dem Essen fühlst. Bist Du erschöpft und greifst vielleicht deshalb zu Schokolade und Süßem? Isst Du gern deftige Hausmannskost, sobald draußen schlechtes Wetter herrscht? Kommst Du gestresst von der Arbeit und Dein erster Weg führt zum nächsten Coffee Shop, der Stammkneipe oder zum Kühlschrank?

Wenn Du das jedesmal aufschreibst, zeigt sich bald ein Muster. Zum Beispiel kannst Du sehen, in welcher Stimmung Du besonders gerne Süßes isst oder wann Du zu kalorienreichen Getränken greifst. Deine Notizen helfen Dir später, Dich entsprechend gut auf diese gefährlichen Momente vorzubereiten.

- Wann gibst Du auf?

Wenn Du bereits Versuche gemacht hast abzunehmen, dann schreibe bitte auf, bei welchen Gelegenheiten Du damals aufgegeben hast. Das könnte beim Kaffeeklatsch gewesen sein oder nach einem Glas Wein zu

Hause auf dem Sofa. Gibt es „Verführer" innerhalb Deiner Familie oder unter guten Freunden? Schmeißt Du die Diät über Bord, sobald Du gestresst oder müde bist? Neigst Du zu Mitternachtssnacks? Schreibe alles auf, was Dir zu dem Thema einfällt, und beschränke es bitte nicht auf die Vergangenheit. Auch im Heute gibt es immer wieder Momente, in denen Du ganz deutlich merkst, dass Du gerade dabei bist, Deine guten Vorsätze über Bord zu werfen.

Wenn all das schwarz auf weiß in Deinem Tagebuch steht, kannst Du in Ruhe darüber nachdenken, wie Du Dich dagegen wappnest. Du willst schließlich nicht immer wieder in die gleichen Fallen tappen.

Verhaltsmuster durchbrechen

In Deinem Unterbewusstsein sind erlernte Verhaltensmuster verankert. Die stammen meistens aus der Kinder- und Jugendzeit. Wahrscheinlich bist Du Dir nicht bewusst, dass Du sie überhaupt hast. Trotzdem machst Du es automatisch weiterhin so, wie Du es damals gelernt hast. Spontan denkst Du jetzt vielleicht, dass Du an alten Verhaltensmustern aus Kindertagen nichts mehr ändern kannst – und irrst Dich damit gewaltig.

Los geht's! Der Detektiv in Dir begibt sich jetzt erst mal akribisch auf die Spur Deiner Verhaltensmuster und listet sie fein säuberlich in seinem Büchlein auf. Wetten, dass Du niemals gedacht hättest, wie oft Du nach wie vor gemäß der alten Muster handelst? Mach Dir im Moment noch keine Sorgen darum, was Du dagegen tun könntest. Geändert werden sie dann in einem der nächsten Schritte.

- Belohnungen und Trostpflaster

Eltern, Tanten, Großmütter und nette Nachbarn haben es an sich, Kinder zu belohnen oder zu trösten. War das Kind lieb, bekommt es deshalb ein Gummibärchen. Wenn es brav beim Aufräumen hilft, dann auch. Weint es, weil das Knie blutet, gibt es ein süßes Trostpflaster als „Medizin". Ist es erkältet, gibt es Eiscreme, um den Schmerz in Hals und Seele zu kühlen.

Von jung an werden Kinder daran gewöhnt, mit Essen belohnt oder getröstet zu werden. Auch Du. Früher oder später wirst Du erwachsen. Jetzt bist Du kein Kind mehr, aber in Deinem Unterbewusstsein steckt noch immer das Erlernte aus Kindertagen. Hast Du etwas Anstrengendes vollbracht, belohnst Du Dich deshalb gerne mit Essen. Brauchst Du Trost oder bist erschöpft, möbelt Dich etwas Leckeres wieder auf. Das Wort Trostpflaster weist deutlich darauf hin, dass es sich hierbei um eine Verarztung handelt.

Erkennst Du den Unterschied?

„Was für ein Stress im Büro! Jetzt habe ich mir aber wirklich einen Cappuccino verdient!"

„Was für ein Stress im Büro! Jetzt brauche ich einen Cappuccino!"

Im ersten Fall hat sich die Büroangestellte einen Cappuccino verdient. Das Getränk ist also eine Belohnung nach dem großen Stress, den sie heute bei der Arbeit ertragen muss.

Im zweiten Fall ist die Büroangestellte dermaßen gestresst, dass sie einen Cappuccino braucht, um sich wieder aufzumöbeln. Sie benutzt den Cappuccino als eine Art Medizin.

Beispiele für eine Belohnung:

„Nach dem langen Einkauf haben wir uns einen Eisbecher verdient!"

Hier handelt es sich um eine klassische Belohnung. Die beiden haben beim Shopping groß eingekauft. Anschließend belohnen sich sich für ihre Leistung mit einem Eisbecher.

„Drei Wochen ohne Schokolade! Da habe ich mir doch wirklich eine Praline verdient!"

Auch hier wieder ein ganz klassisches Beispiel für eine Belohnung. Allerdings belohnt sich diese Person ausgerechnet mit Schokolade. Also genau mit dem Nahrungsmittel, das sie momentan eigentlich vermeidet.

„Zwei Schachteln Kekse für den Preis von einer? Toll!"

Dieses ist eine doppelte Belohnung, vom Laden/Hersteller und vom Käufer selbst. Für den Preis von einer Schachtel Kekse erhält man zum Dank, dass man das Produkt überhaupt kauft, gleich zwei davon. Diese Belohnung für den Kauf geht vom Laden oder Hersteller aus. Gleichzeitig ist der Käufer stolz auf sich selbst, weil er dieses super günstige Angebot entdeckt hat. Zum Dank für seine Aufmerksamkeit wird er mit einer extra Schachtel Kekse belohnt. Der Käufer ist nun stolz auf das eigene Käufergeschick, nimmt die Belohnung erfreut entgegen – und isst dann dementsprechend mehr davon.

Schreibe hier bitte ein paar Beispiele für Belohnungen auf, mit denen Du Dich regelmäßig verwöhnst:

_____

_____

_____

_____

_____

_____

_____

_____

_____

_____

Beispiele für ein Trostpflaster:

„Hier hast Du einen Cognac. Danach sieht die Welt gleich ganz anders aus."

Eine typische Trostpflaster-Situation. Zum Trost wird etwas zu Essen oder Trinken angeboten, mit dem Versprechen, dass es danach besser wird.

„Bei der Kälte brauche ich einfach etwas Deftiges!"

Auch hier wieder das typische Trostpflaster-Verhalten, nur dass man sich das Trostpflaster selbst anbietet. Die deftige Mahlzeit verspricht ein wohliges Gefühl innerer Wärme, das diese wohlschmeckende „Medizin" als Trost herbeiführen soll.

„Ich habe eine Pizza Margherita bestellt. Nach allem, was ich heute geleistet habe, kann ich echt nicht mehr kochen!"

Hier handelt es sich ebenfalls um ein Trostpflaster für sich selbst, in Kombination mit einer Belohnung. Der Trost ist nicht die Pizza, sondern dass man heute Abend nicht mehr kochen muss und deshalb ruhen und „ausheilen" kann. Der Pizza-Lieferservice ist ein zusätzlicher Luxus, den man sich als Belohnung gönnt.

Schreibe hier ein paar Beispiele für Trostpflaster auf, mit denen Du Dich regelmäßig „verarztest":

_____

_____

_____

_____

_____

_____

_____

_____

Welcher Esstyp bist Du?

Nach einer Weile wird Dir Dein Ernährungstagebuch aufzeigen, welcher Esstyp Du bist. Ganz grob kann man Menschen in die folgenden Esstypen und deren Kombinationen untergliedern:

Das Gewohnheitstier
Der Reste-Esser
Der Party-Esser
Der Genießer
Der unkonzentrierte Esser
Der Restaurant-Esser
Der super gesunde Esser
Der Kalorienzähler
Der Emotions-Esser
Der Dauer-Diätler

In jeder der genannten Gruppen gibt es eine Skala vom super gesunden bis zum super ungesunden Esser. Also Menschen, die großen Wert auf Vitamine und ausgewogene Ernährung legen, und solche, denen das total egal ist. Dein Ernährungstagebuch wird Dir helfen, Dich selbst im einen oder anderen Esstyp wiederzuerkennen. Selbstverständlich gibt es auch Mischungen, denn man ist quasi nie nur der eine oder andere Esstyp.

Später erkläre ich näher, welche sinnvolle Maßnahmen Du ergreifen kannst, um gegen schlechte Essgewohnheiten anzugehen. Im Moment ist erst einmal wichtig, Dir Deiner Gewohnheiten bewusst zu werden und darüber nachzudenken. Woher könnte diese Angewohnheit stammen? Sobald Du Dir mithilfe des Ernährungs-Tagebuchs deutlich gemacht hast, bei welchem Gefühlszustand, an welchem Ort oder in welcher Situation Du regelmäßig Appetit bekommst, kannst Du sehr viel kontrollierter damit umgehen und Dich dann entsprechend vorbereiten.

Der Gewohnheits-Esser

Wenn Du zu dieser Gruppe gehörst, hast Du regelmäßige Essenszeiten, die Du einhältst. Du isst im Kreis der Familie oder mit Kollegen, und das meist zur gleichen Uhrzeit. Auch wenn es um Deine Zwischenmahlzeiten geht, bist Du ein Gewohnheit-Esser. Du bevorzugst Gerichte, die sich bewährt haben und probierst nicht gerne Neues aus. Essgewohnheiten wie der geliebte Sonntagsbraten oder ein Cappuccino auf dem Weg zur Arbeit gehören bei Dir mit dazu.

Bist Du – ganz oder teilweise – ein Gewohnheits-Esser?

_____

_____

_____

_____

_____

_____

_____

Der Reste-Esser

Reste-Esser können sich nicht beherrschen, wenn sie Reste sehen. Statt sie im Kühlschrank zur weiteren Verwendung aufzubewahren oder sie zu entsorgen, essen sie Reste sofort auf. Zu dieser Gruppe gehören vielfach Mütter mit Kindern.

„Es lohnt sich nicht, das Bisschen aufzubewahren", heißt es dann meistens. Schwupps, geht es in den Mund und von dort aus auf die Hüften.

Reste essen wird besonders dann zu einer Gefahr, wenn man zu lange am Tisch sitzt, ohne die nur halb leeren Schüsseln abgeräumt zu haben. Eigentlich hat man keinen Hunger mehr, aber da alles noch dort steht, greift man früher oder später zum übrig Gebliebenen.

Bist Du – ganz oder teilweise – ein Reste-Esser?

_____

_____

_____

_____

_____

_____

_____

_____

Der Party-Esser

Wie der Name schon sagt, isst der Party-Esser häufig außer Haus bei Freunden und Bekannten. Normalerweise vergeht kaum eine Woche, in der er nicht ein, zwei Mal eingeladen ist oder zu sich einlädt. Zu dem üblichen Essen, das er im täglichen Leben zu sich nimmt, kommen hier also die kulinarischen Genüsse hinzu, die die Gastgeber servieren. Bekannterweise meinen Gastgeber es gut mit ihren Gästen und tischen gerne fette oder gesüßte Speisen auf. Auch Kalorienbomben wie Alkohol, Cocktails und Kaffeekreationen lauern dort auf den Gast. Selbst frische, gesunde Salate sind oft allzu reichhaltig angerichtet, mit cremigen Dressings und Croutons.

Bist Du – ganz oder teilweise – ein Party-Esser?

_____

_____

_____

_____

_____

_____

_____

_____

_____

Der Genießer

Wenn Du zu den Genießern zählst, kommt es Dir vielleicht eher auf die Qualität des Essens an als auf die Portionsgröße auf dem Teller. Du gehst in gute Restaurants und nimmst fürs Kochen nur die besten Zutaten. Du hast einen feinen Gaumen und bist eventuell Weinkenner.

Bei anderen Genießern liegt der Genuss eher in der Menge. Riesige Holzfällerportionen sind bei ihnen besonders beliebt, die mit Gusto verspeist werden. Hinterher ist diese Genießergruppe pappsatt und zufrieden. Die Qualität der Zutaten oder die exquisite Zubereitung der Speisen sind ihnen nicht unbedingt wichtig. Hauptsache, es schmeckt.

Bist Du – ganz oder teilweise – ein Genießer?

_____

_____

_____

_____

_____

_____

_____

_____

_____

Der unkonzentrierte Esser

Menschen dieser Gruppe sind beim Essen meist noch mit anderem beschäftigt. Zum Beispiel lesen sie kauend die Zeitung oder gucken fern. Auch vor dem Computer oder unterwegs wird gerne gegessen. Der unkonzentrierte Esser schnappt sich schnell mal eine Handvoll Nüsschen im Vorübergehen aus einer Schale oder stibitzt einen Keks von der Kollegin. Für sich allein deckt er nicht den Tisch, weil sich das seiner Meinung nach nicht lohnt. Stattdessen greift er etwas aus dem Kühlschrank, ein Sandwich oder ein Fast Food Gericht. Mit dem gefüllten Teller kehrt er dann zum Computer zurück (oder was immer er vorher machte) und arbeitet essend weiter. Unkonzentriert wie er ist, legt er keinen besonderen Wert auf regelmäßige Essenszeiten oder größeren Genuss beim Essen. Er isst, wann immer er Appetit oder Hunger hat, wann und wo es ihn gerade überkommt. Manchmal bemerkt er nicht einmal, dass er überhaupt gegessen hat und blickt dann ganz erstaunt auf die leere Chipsschale.

Bist Du – ganz oder teilweise – ein unkonzentrierter Esser?

Der Restaurant-Esser

Der Restaurant-Esser macht sich nichts aus Kochen und isst am liebsten außer Haus. Restaurants, Gasthäuser und Fast Food-Ketten liebt er, tagsüber geht er gerne in Cafés und Coffee Shops. Auch auf Jahrmärkten und Bier- oder Weinfesten jeglicher Art genießt er die angebotenen Speisen und Getränke. Da er sich lieber bekochen lässt als sich selbst die Mühe zu machen, bringt er das Restaurant oft nach Hause. Er lässt sich Pizza oder Kebabs liefern oder greift auf Fertiggerichte zurück, die er nur schnell in die Mikrowelle schieben muss. Auch beim Essen im Kreis der Familie kommt so ein Restaurant-Gefühl auf. Jeder Einzelne kann sich ein anderes Gericht aussuchen, das nur schnell aufgewärmt oder bestellt wird.

Restaurant-Esser wollen für ihr Geld den entsprechenden Gegenwert sehen. Sie bevorzugen Restaurants, in denen große Portionen günstig angeboten werden. Auch „Eat as much as you like"-Angebote sind beim Restaurant-Esser beliebt. Hier besteht das Risiko, über den Hunger hinaus zu essen.

Bist Du – ganz oder teilweise – ein Restaurant-Esser?

Der super gesunde Zeitgeist-Esser

Wie der Name schon sagt, legt der super gesunde Zeitgeist-Esser großen Wert darauf, sich möglichst gesund zu ernähren. Bevorzugt isst er Biogemüse und hat eine Vielzahl Bücher über gesunde Ernährung im Regal. Er neigt dazu, die aktuellen Gesundheitstrends auszuprobieren und als Folge auf das Neueste zu schwören. Je nach Trend isst er keine Kohlenhydrate, ersetzt Mahlzeiten mit Shakes, ernährt sich wie ein Steinzeitmensch oder lebt von Rohkost. Gerne will er seine Freunde dazu bekehren, es ihm nachzutun, denen das öfters auf den Wecker geht. Obwohl er alles richtig machen will, ernährt er sich vielfach nicht ausgewogen genug. Außerdem können ihn seine Essgewohnheiten leicht ausgrenzen, weil bei Festen und Veranstaltungen nicht die Nahrung geboten wird, auf die er gerade schwört.

Bist Du – ganz oder teilweise – ein super gesunder Zeitgeist-Esser?

Der Kalorienzähler

Wenn Du Kalorien zählst, um Dir einen genauen Überblick über Deine Nahrungsaufnahme zu machen, gehörst Du hierher. Der Kalorienzähler möchte sein Gewicht gezielt verändern oder konstant halten. Dabei konzentriert er sich auf die Zahl der Kilokarien, die in seiner Nahrung stecken. Kalorienzählen ist insofern hilfreich, weil man mit der Zeit lernt, welche Nahrungsmittel gute Alternativen zu geliebten Kalorienbomben sind. Über gesunde Inhaltsstoffe in der Nahrung sagt die Kalorienzahl aber nichts aus. Als Konsequenz achten die meisten Kalorienzähler nicht darauf, ob ihre Mahlzeiten tatsächlich gesund und ausgewogen sind. Hauptsache, die täglich erlaubte Kalorienzahl wird nicht überschritten.

Hier besteht die Gefahr einer Ernährung mit wenigen oder keinen Vitaminen und Vitalstoffen. Denn man kann sich auch ausschließlich mit Bratwurst, Bier und Schokolade im Rahmen der täglichen Kalorienzahl bewegen, die man sich selbst gesetzt hat.

Bist Du – ganz oder teilweise – ein Kalorienzähler?

_____

_____

_____

_____

_____

Der Emotions-Esser

Wenn Du bei bestimmten Gefühlen anfängst zu essen, gehörst Du zu den Emotions-Essern. Viele brauchen bei Stress Süßes. Andere essen aus Frust, Langeweile oder weil sie sich krank fühlen. Sobald ich erkältet bin, koche ich mir einen Vanillepudding und esse ihn warm. Das war damals das Allheilmittel meiner Mutter für kranke Kinder. Mittlerweile bin ich längst mehrfache Großmutter und weiß natürlich, dass Vanillepudding nichts enthält, was meine Erkältung lindern oder kurieren könnte. Trotzdem esse ich das beim ersten Anzeichen einer Krankheit, schon allein als schöne Kindheitserinnerung. Aber ich mache es mittlerweile bewusst und würde, falls ich gerade abnehmen möchte, auch nicht in die Vanillepudding-Falle tapsen.

Bist Du – ganz oder teilweise – ein Emotions-Esser?

_____

_____

_____

_____

_____

_____

_____

_____

_____

_____

Der Dauer-Diätler

Wer quasi ständig auf Diät ist, lediglich von JoJo-Phasen unterbrochen, in denen das Gewicht zurück nach oben wandert, gehört zu dieser Gruppe. Oft wird der Dauer-Diätler durch Zeitungsartikel mit schönen Versprechungen wie „Bikinifigur in sieben Tagen" von einer Wunderdiät in die nächste gelockt. Die große Gefahr liegt hier darin, dass viele dieser Diäten ziemlich einseitig sind oder auf bestimmte Nahrungsbausteine komplett verzichtet wird. Vielleicht muss man ständig Ananas oder Kohl essen oder darf keine Kohlehydrate mehr anrühren. Kein Wunder, dass der Dauer-Diätler bei dieser eingeschränkten und unnatürlichen Kost schnell nach der nächsten Diät Ausschau hält.

Einseitige Ernährung birgt leider das Risiko, dass Hungerattacken entstehen. Dabei futtert man sich schnell wieder alles an, was man vorher durch die ewige Kohlsuppe verloren hat. Darüber hinaus gehen viele Dauer-Diätler unzufrieden durchs Leben. Ständig wechseln sie von großer Enttäuschung über die Diät zur Hoffnung, dass die nächste besser funktioniert – und werden recht schnell wieder enttäuscht. Doch schon hören sie von einer neuen Diät, die garantiert zum Ziel führt. Diesmal ganz bestimmt!

Bist Du – ganz oder teilweise – ein Dauer-Diätler?

Erlerntes Gedankengut ...

... kann Dein Leben schwer machen, weil es Dich unbewusst beeinflusst.

Dein Unterbewusstsein ist nämlich überzeugt, dass das alles stimmt, was Du damals oft gehört hast, und leitet Dich entsprechend auf den rechten Pfad. Nur, dass Du schon längst kein Kind mehr bist. Deine Situation hat sich geändert. Der Pfad, den Du nehmen solltest, ist mittlerweile ein anderer. Zu dumm, dass Dein Unterbewusstsein das noch nicht gemerkt hat. Sicherlich hat es früher auch leichtgläubig viele Sprüche für bare Münze gehalten, die bei näherem Hinsehen absolut keine Substanz haben.

Hier geht es deshalb darum zu erkennen, ob erlerntes Gedankengut bei Deinem Essverhalten unbewusst eine Rolle spielt. Eine tolle Aufgabe für den Detektiv in Dir!

- Sprüche aus der Kindheit

Bereits in der Kindheit werden wir mit jeder Menge Weisheiten unserer Eltern und Lehrer überschüttet, die sich tief in unser Unterbewusstsein eingraben. Mittlerweile sind wir erwachsen, aber das kann immer noch in uns stecken. Weil wir immer ein braver Junge oder eine liebe Tochter waren, folgen wir den Stimmen aus der Vergangenheit, obwohl unsere äußeren Umstände sich längst geändert haben. Mir geht es so. Dir auch?

„Junge, iss mehr, damit Du was auf die Rippen bekommst!", ist ein typischer Spruch aus der Kinderzeit. Wer das als Kind jahrelang gehört hat, isst auch dann noch mehr von allem, wenn er längst genug auf den Rippen hat.

„Iss, Kind, damit Du später was wirst!" Falls Du noch nicht ganz oben auf der Karriereleiter angekommen bist, isst Du unterbewusst vielleicht immer noch, damit Du was wirst.

„Mamas Essen schmeckt am besten!" Aber was, wenn Mama immer viel zu ungesund gekocht hat?

„Iss Deinen Teller leer!" Wer das als Kind so gelernt hat, wird ziemlich sicher auch als Erwachsener alles aufessen, was noch auf dem Teller liegt. Besonders schlecht ist das, wenn man in einer Gastwirtschaft mit einer Riesenportion Essen konfrontiert wird.

„Wenn Du Deinen Teller nicht leer isst, gibt es morgen schlechtes Wetter!" Kann es sein, dass Du wegen des Sonnenscheins noch immer Deinen Teller leer isst, obwohl Du gar keinen Hunger mehr hast?

„Die Kinder in Afrika verhungern und Du lässt das Essen stehen!" Aber davon, dass Du Dein Essen aufisst, werden die Kinder in Afrika auch nicht satt. Lieber weniger Essen einkaufen und das gesparte Geld spenden.

„Es wird gegessen, was auf den Tisch kommt!" Machst Du deshalb selbst heute noch nie den Vorschlag, auch mal gesunde Alternativen auf den Tisch zu bringen?

„Das Beste isst man am Schluss." Dieser Ratschlag sorgt dafür, dass alles aufgegessen wird. Eigentlich ist man längst satt. Aber weil man sich das Beste für den Schluss aufgespart hat, will man das natürlich auch noch essen.

„Reste gibt's nicht!" und: „Essen darf man nicht verschwenden!" Isst Du deshalb noch heute alle Reste von den Tellern der anderen, um bloß kein Essen zu verschwenden?

Bestimmt kennst Du solche Sprüche aus Deiner Kindheit zum Thema Essen. Schreibe sie bitte hier auf und denke darüber nach, wie sie Dich noch heute beeinflussen:

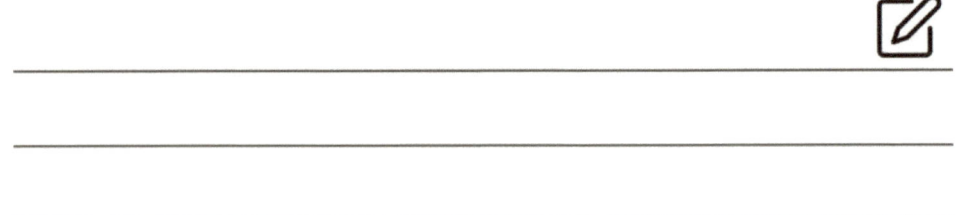

_____

_____

_____

- Allerweltsweisheiten und Vorurteile

Unser Leben lang schnappen wir Sprüche und Weisheiten auf, die sich tief in unser Unterbewusstsein eingraben. Sie mögen sich in der Kindheit oder Teenagerzeit, vielleicht erst im Erwachsenenalter in unserem Kopf eingenistet haben. Unbewusst werden wir von ihnen beeinflusst. Auch Motivationsvampire und der innere Schweinehund bedienen sich gerne dieser Allerweltsweisheiten, um uns von unserem Vorsatz abzubringen.

Hier ein paar Beispiele:

„Mollige Frauen mit Kurven sind viel attraktiver als Klappergestelle!"
    Erstens liegt wahre Schönheit im Auge des Betrachters. Der eine liebt eher mollige Figuren, der andere bevorzugt Schlanke. Zweitens versteht es sich von selbst, dass wir keine untergewichtige Klappergestellfigur anstreben, sondern dass unser Wunschgewicht im gesunden, normalen

Gewichtsbereich liegt.

Erfahrungsgemäß bekommen wir diesen Spruch bereits zu hören, wenn wir noch sehr weit davon entfernt sind, ein Klappergestell zu sein. Auch Herren mit Bierbauch glauben oft, als „gestandenes Mannsbild" besser bei der Damenwelt anzukommen. Aber willst Du tatsächlich schlanker sein, um anderen Männern oder Frauen zu gefallen? Bei aller Sehnsucht, attraktiv zu wirken, solltest Du Dein gesundes Gewicht aus Liebe zu Dir selbst wollen. Weil Du Deinem Körper etwas wirklich Gutes tun möchtest. Die Ausstrahlung, die Selbstliebe, gesunde Ernährung und Bewegung in Dein Leben bringen, wirkt dann automatisch attraktiv auf andere.

Mit erlernten Sprüchen wie „Dicke sind so schön gemütlich", „Mollige sind sexy" oder „Dünne Frauen sind zickig", reden wir uns selbst schön, dass es bestimmt besser sei, unser Übergewicht zu behalten. Denn sonst wären wir ja nicht mehr gemütlich oder fröhlich und womöglich wirklich so zickig wie man es dünnen Frauen in dem Spruch nachsagt.

„Lieber dick als doof" impliziert, dass schlanke Menschen doof sind und Dicke klug. Natürlich ist das totaler Unsinn! Solche Sätze kannst Du getrost ein für allemal aus Deinem (Unter-)Bewusstsein streichen.

„Du musst Dich entscheiden: Gewicht oder Falten" oder: „Wenn Du so viel abnimmst, hängt Deine Bauchhaut nachher schlaff nach unten" bewirken, dass Du mit der Diät vielleicht gar nicht erst anfängst. Du musst sehr viel und schnell abnehmen, bevor Deine Haut tatsächlich schlaff herunterhängt. Falls Dich das ängstigt, solltest Du lieber langsam abnehmen und keinesfalls Crash Diäten machen, bei denen sehr schnelle Resultate versprochen werden. Die Elastizität Deiner Haut kannst Du während der Diät mit Sport und gesunder Ernährung bestens unterstützen.

„Das Leben ist zu kurz für Magerquark."

Hier schwingt mit, dass Abnehmen und eine gesunde Ernährung so schlecht schmecken, dass damit das Leben keinen Spaß mehr macht. Wenn Du kurvig oder mollig bist, aber nicht übergewichtig, und Du auch sonst keine gesundheitlichen Probleme wegen des Gewichts hast, kannst Du gerne diese Einstellung haben und auch ohne Abnehmen glücklich sein. Wenn Du aber übergewichtig bist oder Zipperlein wie Atemnot beim Treppensteigen oder Gelenkschmerzen hast, solltest Du nicht auf Sprüche dieser Art hören. Sie verleiten Dich dazu, es weiterhin falsch zu machen und es womöglich unter der Devise „Ich will mein Leben genießen" noch ärger zu treiben als bisher. Lass Dich bitte nicht von lautem: „Ich bin rund, na und?" übergewichtiger Menschen zu einer trägen, ungesunden Lebensweise verleiten! Du musst bis zum letzten Tag in Deinem Körper leben, nicht die anderen. Gönne ihnen den Spaß, aber liebe Dich selbst und folge nicht deren ungesundem Beispiel!

„Ohne Sahne (Zucker, Fett oder was auch immer) – das schmeckt doch nicht!"

Wirklich schade, wenn Du wegen eines solchen Vorurteils gar nicht erst probierst, ob es nicht doch schmeckt. Wenn Du genauso weiter isst wie bisher, bekommst Du auch genau das, was Du bisher bekommen hast – nämlich mehr Gewicht. Veränderung Deiner Kochgewohnheiten ist hier nötig, aber auch der Mut, einfach mal ganz neue Rezepte und Alternativen zum Altbewährten auszuprobieren. Einige neue Gerichte schmecken dann übrigens tatsächlich nicht so gut wie das Gewohnte, eben weil es ungewohnt ist. Aber halte es ruhig mal eine Weile lang durch. Wegen meines erhöhten Blutdrucks habe ich mich irgendwann an salzarme Kost gewöhnt. Das schmeckte am Anfang ziemlich fade. Mittlerweile bin ich sehr glücklich mit weniger Salz im Essen und staune, wie stark andere nachsalzen, bevor sie überhaupt gekostet haben.

Bekommst auch Du solche Allerweltsweisheiten und Vorurteile zu hören? Schreibe sie hier auf, und ob Du schon darauf hineingefallen bist:

- Werbesprüche

Ziel der Werbung ist, dass wir konsumieren. Dazu gehören insbesondere auch Nahrungsmittel und Getränke, die dort angepriesen werden. Wir werden mit Werbung nicht erst im Laden konfrontiert, sondern meistens bereits woanders. Zu Hause vor dem Fernseher. Beim Vorbeifahren an einer Plakatwand. In der Zeitung beim Friseur. Nicht nur wir sehen die Werbung. Unser Unterbewusstsein liest ebenfalls mit! Werbesprüche können sich so dauerhaft im Kopf festsetzen. Aber auch Versprechen und Emotionen aus TV-Werbespots, Anzeigen und Postern warten in unserem Unterbewusstsein auf ihren Moment. Kaum ist der gekommen, haben sie ihren großen Auftritt. Mit dem Ziel, uns zum Kauf gewisser Produkte zu verführen.

Nehmen wir einmal an, wir haben in einem Werbespot eine Familie gesehen, die völlig erschöpft vom Einkaufen nach Hause kommt. Ein Erdbeermilkshake verhilft schnell wieder zu strahlender Laune. Unser Unterbewusstsein hat den Werbespot natürlich auch gesehen und unser Bestes im Sinn. Deshalb denkt es nun, nach dem Shopping sei so ein Milkshake genau der richtige Muntermacher für uns. Daher gelüstet es uns nach diesem Getränk, wenn beim Einkaufsbummel am Wochenende die ersten Ermüdungserscheinungen eintreten. Nur mal zur Information: 250 ml Erdbeermilkshake haben etwa 300-350 kcal. Das ist in etwa die Energie, die man in einer Stunde Brustschwimmen verbraucht. Wenn wir also im Schwimmbad waren, zügig eine Stunde lang geschwommen sind und anschließend einen 250 ml Erdbeermilkshake trinken, haben wir die mühsam verlorenen Kalorien sofort wieder ersetzt.

Am Anfang des Buches habe ich es schon einmal erwähnt: Wenn ich vor dem Schokoladenregal im Supermarkt stehe, fällt mir garantiert der Werbespruch „Viel Milch, wenig Kakao" ein. Selbstverständlich ist auch diese Schokolade eine Süßigkeit, die vor allem aus viel Zucker und Fett besteht. Trotzdem muss ich mir das jedes Mal wieder klar machen, denn rein automatisch greife ich zu dem Produkt, das mir aus meiner Kindheit als „gesund" bekannt ist.

Genauso geht es mir bei Produkten, die ich aus der Kindheit als lustig und unterhaltsam kenne. Zum Beispiel, weil ein kleines Geschenk in der Packung war. Auf Kinder ausgerichtete Werbung gibt es auch heute noch und bei den meisten der beworbenen Produkte handelt es sich nicht um etwas besonders Gesundes. Hast Du in Deiner Kindheit beim Einkaufen ständig Überraschungseier und Cerealien erbettelt, weil darin Spielzeuge waren? Die Spielsachen waren ein toller Zeitvertreib, also verbindet Dein

Unterbewusstsein Cerealien und Schoki mit Spaß. Gut möglich, dass es Dir deshalb schwer fällt, auf Süßes zu verzichten. Wer will schon keinen Spaß mehr haben?

Wenn das deutsche Fußballteam für einen Schoko-Brotaufstrich wirbt, bedeutet das nicht, dass wir genauso fit und sportlich werden, wenn wir das ebenfalls essen. Aber da die Jungs Gesundheit und geballte Energie ausstrahlen, denkt unser Unterbewusstsein natürlich automatisch: „Was die machen, kopiere ich einfach, dann werde ich auch so topfit wie ein Fußballstar." Und schon kaufen wir den Schokoaufstrich und streichen ihn dick aufs Brot, wie in der Werbung. In Wirklichkeit ist das Team aber so fit, weil sie von morgens bis abends trainieren und sich gesund und ausgewogen ernähren.

Laut Werbung gibt es jede Menge gute Gründe, alkoholische Getränke zu genießen: zur Entspannung, zum Feiern, mit Freunden, zur Happy Hour, zum Nachdenken, beim Sonnenuntergang oder bei gemütlichen Lesestunden auf dem Sofa. Hier sollte jeder von uns aufpassen und den Suggestionen der Werbung nicht blind folgen. Alkoholische Getränke sind unter anderem nämlich recht kalorienreich. Der Bierbauch hat sich nicht umsonst einen Namen gemacht. Aber auch Gin, Wein, Schnaps, Likör, Cognac, Cocktails und andere alkoholische Getränke führen zur Gewichtszunahme.

Bei Kalorien im Alkohol handelt es sich um sogenannte leere Kalorien. Das heißt, dass sie ausschließlich dick machen, darüber hinaus aber für den Körper nicht besonders gut sind. Umgangssprachlich bezeichnet man Kalorien als leer, so schreibt die Verbraucherzentrale Bayern auf ihrer Webseite, wenn das betreffende Nahrungsmittel außer Energie (meistens in der Form von Kohlehydraten und ungesunden Fetten) kaum weitere lebenswichtige Nährstoffe wie Vitamine, Mineralstoffe, bestimmte Eiweißbausteine und Fettsäuren enthält. Außer alkoholischen Getränken betrifft das viele Nahrungsmittel wie Weißmehl, Süßigkeiten oder Haushaltszucker und die entsprechenden Speisen, die daraus gefertigt sind. Zum Beispiel Kekse, Schokolade, Soft Drinks, Chips, Brötchen, Nudeln, Pfannkuchen, Torten, Pralinen, Desserts und vieles mehr.

Ein 20 ml Glas Schnaps hat etwa so viele Kalorien wie 230 g Tomaten. Wenn wir die Wahl haben, ein Glas Schnaps zu trinken oder die gleiche Kalorienzahl in Form von Tomaten zu essen, wäre die Entscheidung für die Tomaten richtig. Schnaps bringt unserem Körper nichts Gesundes — nur Hüftgold und Alkohol. Tomaten dagegen sind reich an Vitaminen, Mineralstoffen und Fruchtsäuren.

Gibt es Werbesprüche rund ums Essen, die Dich bereits beeinflusst haben?

_____

_____

_____

_____

_____

_____

_____

Nimmst Du öfters Nahrungsmittel oder Getränke zu Dir, die vornehmlich aus den erwähnten leeren Kalorien bestehen? Falls ja, welche Produkte fallen Dir ein?

_____

_____

_____

_____

_____

_____

_____

_____

- Sonderangebote

Prüfe doch mal Dein Kaufverhalten, was attraktive Sonderangebote angeht! Bei Angeboten wie „2 für den Preis von 1" oder „500 g für den Preis von 300 g" solltest Du abwägen, ob Du das tatsächlich brauchst. Besonders, wenn es sich um Ungesundes oder ziemlich Kalorienhaltiges handelt. Hier ist nicht das normale Produkt reduziert, sondern Du kaufst mehr davon! Aus Erfahrung weiß ich: Wenn ich die größere Menge Schokolade oder Bratwurst erst einmal im Haus habe, dann esse ich sie auch.

Auch bei traditionellen Sonderangeboten, also das normale Produkt zum günstigeren Preis, solltest Du in Ruhe nachdenken. Brauchst Du das eigentlich? Ist dieses Nahrungsmittel gesund für Dich? Wenn nicht, gib das Geld lieber für etwas aus, das Dir gut tut!

Also Achtung, bevor Du blind auf Werbung hörst. Gucke Dir genau an, was Du in den Einkaufswagen legst oder im Restaurant bestellst. Ist das gesund? Tut Dir das wirklich gut? Sind das leere Kalorien oder hat Dein Körper etwas davon? Wenn Du irgendwie im Zweifel bist, greife lieber zu Naturprodukten. Äpfel statt Apfelstrudel, Kartoffeln statt Pommes Frites und Tomaten statt Ketchup.

Kannst Du Dich an Sonderangebote erinnern, die Dich in letzter Zeit zum Einkauf verführt haben?

_____

_____

_____

Wege

Die Strecken und Wege, die Du wählst, haben großen Einfluss auf Dein Ess- und Einkaufsverhalten. Darum gehe bitte ab jetzt mit offenen Augen durch die Welt. Wo läufst Du eigentlich lang? Welche Wege schlägst Du ein? Welche Strecken gehst Du automatisch, weil Du es so gewohnt bist – und wo sind da Ess- und Einkaufsfallen?

Wenn Du im Supermarkt vom Obst zum Joghurt willst, musst Du dann an den Sonderangeboten oder dem Süßigkeitregal vorbei? Greifst Du dort regelmäßig zu? Die Bäckerei, der Bratwurststand, das Eiscafé auf dem Weg zur Arbeit oder zum Einkaufen? Die Tankstelle, bei der Du außer Benzin regelmäßig etwas Köstliches zum Knabbern kaufst? All das gehört ins Ernährungstagebuch.

Fällt Dir hier spontan ein „gefährlicher" Weg ein, auf dem Du dazu verführt wirst, etwas zu Essen oder Trinken zu kaufen, das Du sonst in dem Moment nicht kaufen würdest?

_____

_____

_____

_____

_____

_____

_____

_____

_____

_____

Was ist Deine Vision?

Dass Du abnehmen willst, ist oft nur ein Teil des Ganzen. Meistens steckt weit mehr dahinter. Dir schwebt eine Zukunftsvision vor. Siehst Du Dich schlank und sportlich wie Jennifer Lawrence oder David Beckham, elegant wie die Royals oder im lässigen Boho Look, bewundert von den anderen?

Bring Deine wunderbare Zukunftsvision zu Papier! Du kannst Deine Wunschvorstellungen aufschreiben oder ein Mood Board anfertigen. Dafür schneidest Du aus Illustrierten Bilder aus, die zu Deiner Vision passen. Beispielsweise Fotografien von Deinen Lieblings-Stars, denen Du nacheifern willst. Bilder von Menschen, wie die Du sein möchtest. Von schicker Mode und Accessoires, die Du tragen willst. Von modischen Farben, die Dir gut gefallen. All diese Bilder klebst Du als Kollage auf eine große Pappe. Dies ist das Mood Board Deiner Zukunftsvision. Hänge das Bild dort auf, wo Du es immer wieder in Ruhe betrachten kannst. Du wirst bald merken, dass Du Deiner Zukunftsvision ähnlich wirst. Wichtig ist, dass Du die richtigen Schritte unternimmst. Wie erkläre ich später, aber jetzt verrate ich Dir schon einmal ein Geheimnis: Du musst nicht darauf warten, bis Du Deine Traumfigur endlich erreicht hast, um Deine Zukunftsvision umzusetzen. Deine Zukunft beginnt JETZT. Nicht erst, wenn Du schlank bist.

Schreibe hier stichpunktartig auf, wie Du Dich in Deiner Zukunftsvision vor Dir siehst:

_____

_____

_____

_____

_____

_____

_____

_____

_____

Der Bauchumfang

Das Bauchfett sei besonders ungesund, sagen Ärzte und Krankenkassen. Deshalb wird neben dem BMI jetzt der Bauchumfang herangezogen, um festzustellen, ob man ein gesundes Gewicht hat, mit geringem Risiko für Gefäßerkrankungen, Bluthochdruck und Diabetes. Die von Dir geplante gesunde Gewichtsabnahme verringert auch das gefährliche Bauchfett und ist also durch und durch positiv für den Körper.

Zu dem fettbedingten Bauchumfang kann ein Balloneffekt von innen hinzu kommen. Alle, die an Blähungen leiden, können ein Lied davon singen. Darum ist wichtig, beim Arzt untersuchen zu lassen, ob es einen medizinischen Grund dafür gibt. Falls nicht, kann man annehmen, dass es wahrscheinlich an der Ernährung liegt. Weiter hinten im Buch gebe ich verschiedene Tipps, die gegen Blähungen helfen können. In diesem Kapitel *Check Dich selbst* geht es jedoch erst mal darum, in Deinem Ernährungstagebuch zu notieren, wann genau Du Blähungen bekommst. Da im Tagebuch ebenfalls steht, was Du wann gegessen hast, siehst Du hoffentlich auch bald, nach welchen Mahlzeiten es bei Dir regelmäßig zu dem unangenehmen Völlegefühl kommt.

Auch durch Getränke können Blähungen entstehen. Denke nur mal an alle kohlesäurehaltigen Erfrischungsgetränke oder Alkoholika – auch Sprudelwasser gehört dazu. Die Bläschen, die dort im Glas perlen, sind mit Luft gefüllt. Das heißt, dass Du mit jedem Schluck, den Du trinkst, Luft in Deinen Bauch transportierst und Dich somit selbst aufbläst wie einen großen runden Luftballon, um es mal bildlich darzustellen. Früher oder später wird die so „getrunkene" Luft oben oder unten wieder entweichen. Bis dahin setzt sie sich in Darm und Magen fest, bläht Dir die Taille auf und kann ein unangenehmes Völlegefühl hervorrufen.

Wer hastig isst und die Nahrung ohne langes Kauen hinunterschlingt, schluckt auch mehr Luft als ihm vielleicht lieb ist. Also besser langsam und mit Bedacht essen und gründlich kauen.

Falls Du denkst, dass bestimmte Nahrungsmittel oder Getränke für Deinen lästigen Blähbauch verantwortlich sein könnten, oder auch Deine hastige Art zu essen, kannst Du das hier notieren:

Deine Kleidung

Was ziehst Du eigentlich an? Ist das ein Kleidungsstil, der Dir wirklich gut gefällt und den Du auch später tragen willst, wenn Du Deine Traumfigur erreicht hast? Sind Deine Vorbilder auf dem Mood Board auch in diesem Stil gekleidet oder wirfst Du Dich vielleicht in Sack und Asche, weil Du mit Deiner jetzigen Figur nicht auffallen möchtest? Trägst Du ständig Schwarz, weil das schlank macht? Würdest Du es anders machen, wenn Du bereits abgenommen hättest?

Liebevoll schlank

Betrachte doch mal den Inhalt Deines Kleiderschranks und nimm alles genau unter die Lupe. Vergiss Designer-Logo oder ob das Teil einmal teuer oder ein Geschenk war. Wichtig ist, was das Kleidungsstück für Dich macht. Wirkst Du darin optisch schlank? Ist es schick? Bequem? Praktisch? Kaschiert es Bauch, Po oder was immer Du gerne kaschieren möchtest? Hebt es Deine Pluspunkte hervor? Passt es zu Deiner schönen Zukunftsvision auf dem Mood Board? Stimmen die Farben optimistisch oder ist alles trübe, Grau in Grau? Hebt das Kleidungsstück Dich hervor oder verschwindest Du im Hintergrund, wenn Du dieses Outfit trägst? Vermittelst Du in dieser Kleidung den Eindruck, der Dir vorschwebt?

Je mehr Häkchen Du pro Kleidungsstück ticken kannst, desto besser. Wenn ein Kleid zum Beispiel nur praktisch ist, weil es nicht gebügelt werden muss und blitzschnell trocknet, aber sonst nichts weiter für Dich tut, kannst Du es getrost in die Altkleidersammlung geben.

Mache ein paar Fotos von Dir in Deinen Lieblings-Outfits, die Du oft trägst. Da zeichnet sich schon ab, welchen Gesamteindruck Du optisch vermittelst und wie sich dieses Bild von Deinem Mood Board abhebt. Die richtigen Kleider können Dich schlanker erscheinen lassen und Deine Problemzonen kaschieren. Kleider machen aber auch Leute. Das heißt, dass Du durch die entsprechende Kleidung zeigen oder andeuten kannst, wer Du bist. Zum Beispiel tragen Geschäftsfrauen häufig einen flotten Hosenanzug mit Seidenbluse und Pumps. Dabei solltest Du aber einen klaren Kopf bewahren und Dir nichts vormachen. Nur weil Du daheim gerne einen Jogginganzug trägst, bist Du noch längst nicht sportlich. Dazu gehört die nötige Aktion.

Schreibe bitte hier auf, was Du im Moment am liebsten trägst und warum – und danach, wie Du in Deiner Zukunftsvision angezogen bist. Vielleicht träumst Du auch davon, Deine Frisur oder Dein komplettes Image zu verändern?

Bewegung

Je häufiger und mehr Du Dich bewegst, desto mehr Kalorien verbrauchst Du auch. Bewegung hilft Dir also, Deiner Traumfigur schnell näher zu kommen. Gleichzeitig tut es Deinem Körper gut, in Bewegung zu bleiben. Unter anderem, damit Deine Muskeln nicht verkümmern. Herz und Kreislauf profitieren auch. Außerdem kurbelst Du Deinen Grundumsatz an, je regelmäßiger Du aktiv wirst und Deinem Körper Bewegung gönnst.

In dieser Tagebuch-Phase geht es erst einmal darum aufzuschreiben, wie viel Du Dich eigentlich bewegst. Auch die Art der Bewegung gehört dazu. Ist sie einseitig (also zum Beispiel nur Spazierengehen) oder variiert (Spazierengehen, Schwimmen und Yoga)? Wirst Du täglich aktiv oder nur manchmal? Wie oft läufst Du eigentlich, zum Beispiel zum Einkaufen? Bitte nicht schummeln und extra für den Tagebucheintrag mehr spazierengehen oder Sport treiben als sonst. Bleibe bitte ehrlich! Die Eintragungen sind für Dich bestimmt, nicht für mich oder sonst jemanden. Ein ganz wunderbares Hilfsmittel ist hier ein Schrittzähler. Du könntest erstaunt sein, wie viele (oder wenige) Schritte Du zu Hause tust, während der Hausarbeit.

Ein aktiver Lebensstil, Tag für Tag, ist viel besser als ein Mal pro Woche ins Fitness-Center zu gehen und ansonsten meistens zu sitzen. Vieles Sitzen ist scheinbar schlecht für die Lebenserwartung. Versuche also zu stehen, wenn Du die Wahl hast. In Straßenbahn und Bus oder wo auch immer. Bringe möglichst viel Bewegung in Deinen Tag hinein. Ein gesünderer, fitter Körper wird es Dir danken.

Welchen Sport treibst Du im Moment und wie viel bewegst Du Dich täglich?

Mache hier Deine Notizen dazu:

_____

_____

_____

_____

_____

Kapitel 3 — Hingabe

Wenn Du Selbstliebe übst, liebst Du Dich und möchtest Deinem Körper und Deiner Seele etwas Gutes tun. Selbstverständlich darfst Du nicht nur davon träumen, sondern musst aktiv werden. Siehe da: Nach einiger Zeit beginnst Du, Deine neue Lebens- und Ernährungsweise zu lieben.

Wirklich? Eine Lebens- und Ernährungsweise kann man lieben?

Aber natürlich! Genau wie Du sicherlich Deine jetzige Lebens- und Ernährungsweise liebst. Grundsätzlich bevorzugen wir das Gewohnte, denn das kennen wir. Nicht immer sind wir glücklich und zufrieden mit dem Ist-Zustand, aber alles andere scheint neu und unvertraut. Auch wenn wir vielleicht von einem schöneren

Gestalte die Zukunft!

Leben träumen und wunderbare Visionen haben, wie es zukünftig sein könnte, trauen wir uns oft nicht aus unserem gewohnten Umfeld heraus. Wir wissen ja nicht, was uns im Neuland erwartet oder was die anderen von uns denken könnten, wenn wir den Schritt wagen. Also lassen wir alles beim Alten und beschränken uns aufs Träumen.

Eine gesunde Lebens- und Ernährungsweise ist etwas für immer. Und nicht nur das: Es ist etwas Schönes, Wunderbares für immer. Es macht Dich fitter, attraktiver und gesünder, dazu aktiver und beweglicher. Bald siehst Du frischer und jünger aus und genießt Dein Leben genau so wie früher, und mehr! Mit dieser positiven Veränderung kannst Du nicht nur Deine Lebenserwartung steigern, sondern das Leben auch fitter und gesünder genießen. Das Beste daran ist, dass jeder das hinkriegen kann. Um Deine Angewohnheiten zu ändern, musst Du keine Meisterprüfung bestehen, reich sein, schön oder sonst etwas. Wichtig ist, dass Du es für

Dich selbst tust. Dass Du mit dem Herzen dabei bist. Mit Leidenschaft und Hingabe, mit einem Lächeln und strahlenden Augen. Alles, was jetzt noch fehlt, ist der erste Schritt in die richtige Richtung.

„Es gibt nur zwei Dinge, die Du falsch machen kannst: gar nicht erst damit anzufangen oder zu früh wieder aufzuhören."

Dieser großartige Spruch gilt nicht nur für Deine neue Ernährungs- und Lebensweise, sondern für alle Vorhaben, die Du Dir setzt.

Es ist ja nicht so, dass wir nicht wüssten, was bei uns im Leben schief läuft. Das sehen wir jedes Jahr zu Silvester. Da machen wir eine Liste mit den Dingen, die wir im neuen Jahr ändern wollen, eben weil sie uns nicht gefallen und es so wirklich nicht weitergeht. Gleich am 1. Januar soll es mit den neuen Vorsätzen losgehen. Doch bereits zwei Wochen später wandeln die meisten Menschen, die das neue Jahr so hoffnungsvoll begonnen haben, wieder auf alten Pfaden. Warum? Weil sie zu früh aufgegeben haben. Es war nicht ganz so einfach wie gedacht. Unverhofft waren ein paar Stolpersteine im Weg, wahrscheinlich auch jede Menge Motivationsvampire und verführerische Stimmen im Ohr – und schon wird das Vorhaben beendet.

Schnelles Aufgeben entspricht aber überhaupt nicht der natürlichen menschlichen Zielstrebigkeit. Denken wir doch mal an das Beispiel des Kindes zurück, das laufen lernt. Es stolpert, fällt hin und es kommt ihm gar nicht in den Sinn, aufzugeben. Auch nach dem zwanzigsten Hinfallen noch nicht. Denn es ist mit Hingabe dabei, mit vollem Herzen. Und zum Schluss kann es laufen und verinnerlicht das Erlernte so, dass es später überhaupt nicht mehr darüber nachdenken muss. Wir laufen einfach automatisch, wenn wir irgendwo hingehen.

Genauso funktioniert es auch beim Abnehmen. Aus verschiedenen Gründen kommt es immer wieder vor, dass wir zum Falschen greifen und total daneben hauen. Das ist aber nicht weiter schlimm, denn direkt anschließend können wir ja wieder mit dem gesunden Ernährungsplan weitermachen. Also genau wie das Kind, das sich wieder aufrappelt und von vorne anfängt. So ist es jedenfalls in der Theorie.

Nun ticken Erwachsene aber anders, jedenfalls ich. Ich falle sofort und fast überglücklich in meine alten Gewohnheiten zurück. Schlimmer noch, ich versuche dann, so lange wie möglich im alten Trott zu verharren. Habe ich trotz meines Abnehmplans ein Stück Torte gegessen, dann esse ich gleich noch eins hinterher, denn ich habe diesen Tag ja sowieso schon vermasselt. Und anschließend geht es immer so weiter bis zum kommenden Morgen. Oder bis nächste Woche oder wann immer es mir dann passend erscheint, wieder neu zu starten.

Natürlich ist mir klar, dass ich gerade total vom Weg abgekommen bin. Nicht nur das, ich gehe zurück. Dorthin, wo ich hergekommen bin und nicht mehr sein wollte – und obwohl ich das weiß, rede ich mir das schön. Es sei ja nur eine Ausnahme. Nur für heute oder morgen oder bis die tolle Geburtstagsfeier am Wochenende vorbei ist. Merkst Du, wer dahinter steckt? Da hat mal wieder der innere Schweinehund mit dem Terminkalender seine Hand im Spiel. Anderen geht es genauso, deshalb hast auch Du das bestimmt schon erlebt.

Häufig liegt das am „Gehen Sie in das Gefängnis"-Syndrom. Du kennst das sicher vom Monopoly Spiel. Wer die Gefängniskarte zieht, darf so lange nicht mitspielen, bis die Strafe abgesessen ist. Ziemlich ähnlich funktioniert für viele eine Diät. Sie ist ein vorübergehendes Gefängnis. Geht Dir das auch so? Du willst raus in die Freiheit, zurück in Dein altes Leben mit den vertrauten Essgewohnheiten. Das Stück Torte, das Du gerade ausnahmsweise gegessen hast, öffnet die Gefängnistür. Der Weg zurück ins alte Leben ist frei und schon trittst Du hinaus. Dass Du vom Alten fortkommen wolltest, vergisst Du in der Eile, dem Gefängnis zu entfliehen. In Wirklichkeit sollte es doch in die ganz andere Richtung gehen. Nach vorn in ein neues Leben.

„Das mit dem Abnehmen klappt doch sowieso nicht", sagt der kleine Teufel, unterstützt vom inneren Schweinehund. Der leckt sich gerade die Lippen, weil die Torte köstlich geschmeckt hat. Er will, dass es nun so weitergeht. Das schlechte Gewissen und der innere beste Freund raten Dir, die Diät umgehend fortzuführen.

Schließlich einigst Du Dich mit allen auf einen Kompromiss. „Okay, ich fahre mit dem gesunden Essen fort, aber erst morgen."

So willst Du alles unter einen Hut bringen, jeden glücklich machen. Aber das sind ganz schön viele, denen es recht gemacht werden muss. Du zerreißt Dich, denn Du kannst nicht jedermanns Liebling sein, und zum Schluss gibst Du geschwächt auf.

Wie viel einfacher ist es doch, eine gerade Linie zu fahren, habe ich gemerkt. Einfach tun, was für den Körper gut ist. Ohne große Pausen, falls mal etwas nicht so klappt wie geplant. Gleich wieder aufrappeln und weiter. Wie damals als Kind, ganz ohne Kompromisse mit dem inneren Schweinehund oder dem fiesen kleinen Teufel. Zugegeben, das kostet einiges an Willensstärke und Durchhaltevermögen. Aber wir alle haben doch schon so oft Willensstärke und Durchhaltevermögen gezeigt; das beweist unser Korridor der Erfolge. Wir können das! Mit jeden Tag gewöhnen wir uns mehr an die neue Lebens- und Ernährungsweise und bald automatisieren wir das neue Verhalten. Wir wählen automatisch die neue, gesunde Alternative, ohne großartig darüber nachzudenken! Spätestens jetzt fangen unsere Augen an, hell zu strahlen, unser Herz lacht und unsere Umwelt merkt, dass eine wundersame Veränderung zum Guten mit uns vorgegangen ist. Also mache unbedingt den ersten Schritt, dann den nächsten und gib nicht zu früh wieder auf. Am besten überhaupt nicht.

Fallen Dir Gelegenheiten ein, wo Du solche Kompromisse geschlossen oder ganz spontan einen Ausnahmezustand erklärt hast, um ein paar diätfreie Tage herauszuschinden?

Die Zukunft liegt in Deiner Hand

Du bekommst keine strahlenden Augen, wenn Du daran denkst, Dich umstellen zu müssen? Du findest es schwer, Dich selbst zu lieben? Du weißt nicht, wie Du Dein Herz hingebungsvoll für Dich selbst erwärmen kannst?

Schließe einmal die Augen und denke an das erste Zuhause zurück, an das Du Dich erinnern kannst. Betrachte es in Ruhe von außen, dann gehe langsam näher. Öffne die Haustür und tritt ein. Nun sieh Dich genau um;

Wohnzimmer, Küche, Flur ... Dann gehe in Dein Kinderzimmer, in dem Du früher gelebt hast. Dort im Kinderbett, das Kind, siehst Du es? Mit großen Augen schaut es Dich an. Dieses Kind bist Du. Das ist Dein altes Ich. Das ist der kleine Mensch, der Du einmal warst. Ein Kind, dessen Zukunft wunderbar und golden vor ihm liegt wie eine glitzernd-weiße Schneefläche, ganz ohne Fußstapfen. Was immer in der Zwischenzeit passiert sein mag, was immer im Nachhinein nicht mehr geändert werden kann – für die weitere Zukunft dieses Kindes, mit all seinen Träumen und Hoffnungen, bist Du verantwortlich.

Falls Du gerade schwerfällig auf dem Sofa sitzt, mit Gelenkschmerzen und Übergewicht – meinst Du wirklich, dieses Kind hätte sich seine goldene Zukunft so vorgestellt? Falls Du Deine Wunschträume und Ziele bisher nicht erreicht hast, meinst Du, daran könntest Du jetzt nichts mehr ändern? Natürlich kannst Du! Wichtig ist, es zu versuchen und mit dem Herzen dabei sein. Mit Liebe und Hingabe. Für Dich selbst und das Kind, das Du einmal warst und Dich mit großen Augen erwartungsvoll anblickt. Du hast die Macht, die Zukunft dieses Kindes zu gestalten und zum Guten zu verändern.

Also nichts wie raus aus der althergebrachten Zone der Gewohnheit! Tu den ersten Schritt auf dem richtigen Weg – und dann den nächsten und einen weiteren. Selbst wenn das sehr kleine Schritte sind und Dein Wunschgewicht noch weit entfernt liegt, freu Dich an jedem noch so winzigen Erfolg. Am Salatteller, den Du statt der Fritten gewählt hast. An dem Spaziergang, für den Du die Fernsehsendung sausen gelassen hast. An Schlankmach-Alternativen statt Kalorienbomben. An jedem einzelnen Pfund, mit dem Du Deiner Wunschfigur näher kommst.

Schritt für Schritt und Mini-Erfolg für Mini-Erfolg kommst Du einem gesünderen, fitteren Körper und Deiner ersehnten Wunschfigur näher. Sei mit dem Herzen dabei, mit Selbstliebe und Hingabe. Dann werden die anderen Deinem Vorbild bald folgen.

Leidenschaft und Hingabe

Leidenschaft und Hingabe werden häufig in denselben Topf geworfen. Außerdem gibt es verschiedene Auslegungen, was die beiden Worte eigentlich bedeuten. Gerade bei der Leidenschaft kommt oft das Leiden mit ins Spiel; die Leiden, die man auf sich nimmt, wenn man von einer Sache sehr begeistert ist.

Für mich bedeutet Leidenschaft, etwas mit Begeisterung zu tun. Ich könnte davon träumen, in ein tolles Abendkleid in Größe 38 zu passen, und deshalb dann zur leidenschaftlichen Diätbuchleserin werden. Ich brenne für mein Abnehmprojekt, bin Feuer und Flamme und begeistere mich dafür. Aber so schnell wie sie aufgeflammt ist, kann Leidenschaft auch wieder abkühlen. Du kennst das sicher von solchen Menschen, die mal für das eine, mal für das andere Projekt in Begeisterungsstürme ausbrechen, aber bald schon etwas Neues gefunden haben, das ihre Leidenschaft entflammen lässt.

Bei der Hingabe ist man mit dem Herzen dabei. Am Anfang flammt auch hier meist Leidenschaft auf. Die Freude am Projekt. Eine Vielzahl von Emotionen. Hoffnung, Überzeugung, der Mut, neue Wege zu gehen und das zu erreichen, was man sich vorgenommen hat. Dann gibt man sich der Sache mit vollem Herzen hin. Mit Liebe und Elan, ohne perfekt sein zu wollen. Man bleibt dabei, auch wenn es schwierig wird. In guten wie in schlechten Zeiten, sozusagen. Einfach weil man plötzlich weiß, dass man auf dem richtigen Weg ist. Unsere Intuition, der gesunde Menschenverstand unseres Herzens sowie unser innerer bester Freund sind dabei die besten Wegbegleiter.

Unser Herz hat übrigens ein eigenes kleines Hirn, das aus circa 40.000 Neuronen besteht, die spüren, fühlen, lernen und sich erinnern können, sagen neue medizinische Erkenntnisse. Regelmäßig sendet dieses Hirn Nachrichten an das Gehirn im Kopf. Wenn wir also etwas nicht ganz so

Einfaches mit Freude machen, mit Hingabe und einem Lächeln auf den Lippen, wird dem Gehirn das mitgeteilt. Müssen wir später das Gleiche wieder tun, fällt es uns nun viel leichter. Denn das Gehirn suggeriert uns, dass jetzt gleich eine sehr erfreuliche Sache auf uns zukommt. Zuvor hatte ihm das Herz ja mitgeteilt, wie begeistert wir das damals gemacht haben.

Kurz und gut, unser Herz ist auf unserer Seite und hilft uns liebevoll, wo es nur kann. Nicht umsonst steht das Herzsymbol als Zeichen für die Liebe, wie im I ♥ ME Logo. Ohne Herz kommt kein Vorhaben zu einem wirklich erfüllenden Abschluss. Ohne Herz fühlen wir uns den kleinen Teufeln, Motivationsvampiren und den inneren Schweinehunden hilflos ausgeliefert und mutterseelenallein. Deshalb muss jeder neue, gesunde Lebens- und Ernährungsplan auf jeden Fall von Herzen kommen und von Liebe begleitet sein. Die Liebe ist das höchste Gut, mit dem wir unseren Körper und unser Leben bereichern können. Davon kann man nie genug haben und geben.

Mag sein, dass Dir über die Jahre die Liebe abhanden gekommen ist. Aber Dein Herz verlernt die Liebe nicht. Ich bin sicher, dass sich unter dem Teppich Deines Lebens ein Fitzelchen Restliebe finden lässt, das Du aufwärmen und endlos vergrößern kannst. Denke an dein jetziges Selbst, das Du bist, an das Kind voller Hoffnungen und Träume, das Du einmal warst, und an Dein zukünftiges Selbst, das Du einmal sein wirst. Liebe sie alle drei! Lass Dein Herz für diese drei schlagen, in Liebe und Tatendrang für eine bessere und gesündere Zukunft. Nicht umsonst habe ich diese Lebens- und Ernährungsweise I ♥ ME genannt, mit der Selbstliebe als zentrales Element.

Ein kleiner Tipp: Glücksgefühle kannst Du durch Lächeln hervorrufen. Das ist immer dann gut, wenn Du Dich gerade einsam und ein wenig deprimiert fühlst. Aber auch täglich, einfach so. Kleine Glücksmomente sind doch immer gut! Einfach eine Minute am Stück lächeln, ganz egal, wo Du bist! Das mag Dir lange vorkommen, aber so lange braucht das Hirn, um zu verstehen, dass Du gerade glücklich bist. Erst dann werden nämlich die entsprechenden Glückshormone ausgeschüttet, die Dich von innen erwärmen und Deine Augen strahlen lassen.

Wer lächelnd durch die Straßen geht, kann sich über viele freundliche Lächeln freuen, die zurückgeworfen werden. Genau wie Gähnen mehr Gähnen im Raum bewirkt, wird ein Lächeln mit Lächeln beantwortet. So wird aus einem anerkannten Griesgram ein netter, beliebter Mensch, falls Du Probleme in dieser Richtung hast.

Also zusammengefasst: Sei mit dem Herzen dabei, mit Hingabe. Sage nicht: „Ich probier's mal", sondern wirf Dich mit Liebe in die Aufgabe. Schaue nicht in Nachbars Garten, ob dort das Gras grüner ist (oder die Diät besser), sondern bleibe bei der gesunden neuen Ernährungs- und Lebensweise, für die Du Dich entschieden hast. Ignoriere bitte deinen Drang zum Perfektionismus und rapple Dich sofort wieder auf, wenn mal etwas nicht so läuft wie gedacht. Wenn Du so vorgehst, kannst Du gar nichts falsch machen.

Wenn Du Dich mit Liebe, Herz und Hingabe an Dein Vorhaben machst (egal welches), dann hast Du die größten Chancen auf Erfolg. Deshalb habe ich nun hier am Ende dieses Kapitels noch eine kleine Aufgabe für Dich, um Dich auf den richtigen Weg zu bringen.

Schließe bitte noch einmal die Augen und reise in Deine Kindheit zurück, wie oben beschrieben. Besuche das Kind noch einmal, das Du einmal warst. Mit der großen Zukunft, die vor ihm liegt und die Du jeden Tag neu gestalten kannst. Schließe es liebevoll in die Arme, Dein kleines früheres Selbst, und versprich ihm, gut für es zu sorgen. Nimm es in Dein Herz auf.

Dieses Kind zu lieben und für dieses kleine Wesen eine Veränderung zu wagen, wird Dir möglicherweise leichter fallen als Dich aus dem Stand heraus selbst zu lieben, so wie Du jetzt als Erwachsener bist. Ein Kind zu lieben, das fällt uns leicht. Noch dazu uns selbst als Kind. Wir kennen seine Gefühle besser als jeder andere auf der Welt. Seine Ängste, seine Träume und die Dinge, die ihm Freude bereiten oder es staunen lassen. Nimm dieses Kind an die Hand und führe es in eine bessere, gesündere Zukunft!

Falls Du dieses Buch in die Hand genommen hast, weil jemand anders Dir geraten hat, endlich abzunehmen oder gesünder zu leben, ohne dass Du selbst große Lust darauf hast, dann spüre bei aller Diät-Abneigung bitte in Dein Herz hinein. Jeder, der Dir zu einer positiven Veränderung rät, hat Dein Allerbestes im Sinn. Ein geliebter Mensch, Dein Arzt, ein Freund ... Das ist ein Zeichen von Liebe, selbst wenn Du gerade viel lieber auf den inneren Schweinehund hören würdest. Ich bin mir sicher, dass Dein Herz das erkennt. Zwiesprache mit dem eigenen Herzen zu halten, kostet nichts. Wäre Dein Herz bereit, es zumindest einmal zu versuchen, der Person zuliebe, die sich das wünscht, dass Du eine Veränderung Deiner Gewohnheiten vornimmst?

Wie ist es Dir mit den Übungen ergangen, dem Schritt zurück in die Kindheit zu Deinem kleinen Selbst? Ist Dein jetziges Leben so, wie dieses Kind sich seine Zukunft erträumt hat?

_____

_____

_____

_____

Kapitel 4 – Lifestyle

Lifestyle ist das englische Wort für Lebensstil. Hier geht es nun also um Dein tägliches Leben und welche Veränderungen Du vornehmen kannst, um eine gesunde Ernährungs- und Lebensweise hereinzubringen.

Im Kapitel *Check Dich selbst* hast Du eine ausführliche Auflistung Deiner Angewohnheiten gemacht. In Deinem Ernährungs-Tagebuch steht nun also, wo, wann und warum Du jeweils „schwach" wirst, wenn es um Essen und Dein Abnehmvorhaben geht.

In diesem nächsten Schritt geht es darum, diese Angewohnheiten so positiv wie möglich zu verändern. Das Ziel ist, Stolpersteine und Versuchungen zu vermeiden oder zumindest besser damit umzugehen, falls Du sie partout nicht vermeiden kannst.

Hilfreiche Tricks

Hier erhältst Du eine Reihe von Anregungen, etwas zu ändern und neue Wege zu gehen – je nachdem, was bei Deiner Recherche über Deine bisherigen Gewohnheiten herausgekommen ist. Natürlich sind Deiner Fantasie keine Grenzen gesetzt. Bestimmt kommst Du noch auf ganz andere Lösungen, die gut in Dein Leben passen. Über Deine Ideen, Tipps und Anregungen würde ich mich sehr freuen. So kann ich den Blog zu diesem Buch bald mit Deinen Vorschlägen bereichern.

Alternativen suchen

Es geht hier nicht darum, nun zum Heiligen zu werden und auf der Stelle alle Unsitten abzulegen, die Du Dir über die Zeit hinweg angewöhnt hast und mit denen Du wahrscheinlich immer ganz zufrieden warst. Es geht um Alternativen. Also das Gleiche, aber etwas anders. Gesünder. Keine Sorge, es ist nicht nötig, alles auf einen Schlag zu tun. Du kannst Dich Schritt für Schritt in die richtige Richtung bewegen.

Hier sind ein paar Beispiele für mögliche Alternativen, die so oder vielleicht ähnlich für Dich passen könnten:

Ich hatte früher die Angewohnheit, mir in der Tankstelle an der Kasse einen Schokoriegel zu kaufen. Das gehörte für mich zum Tanken einfach dazu. Nicht, weil ich vom Fahren schrecklich erschöpft war und dringend Zucker brauchte. Es war eher ein reflexartiger Griff ins Regal mit den Schokoriegeln an der Kasse, der sich über die Jahre automatisiert hatte.

Nun hatte mein Ernährungs-Tagebuch diese dumme Angewohnheit zwar ans Licht gebracht, aber damit war das Problem erst theoretisch gelöst. Ich wusste, wo mich die Verlockung erwartet: an der Tankstelle. Vermeiden konnte ich diesen Ort aber nicht, denn der Wagen musste ja von Zeit zu Zeit betankt werden. Ich beschloss, die Häufigkeit meiner Tankstellenbesuche zu verringern. Statt immer nur für Kleinbeträge zu tanken, würde ich ab jetzt volltanken. So würde ich nicht so häufig in Versuchung geführt werden wie bisher.

Voll guter Abnehmvorsätze rechnete ich mir außerdem aus, wie viel Geld ich sparen würde, wenn ich in Zukunft keine Schokoriegel mehr an der Tankstelle kaufen würde. Dazu kam eine Berechnung, wie viele Kalorien ich so über das Jahr einsparte. Alles gut und schön, doch als ich nach dem ersten Zahlen an der Tankstelle ohne Schokoriegel ins Auto stieg und weiterfuhr, fehlte mir etwas. Normalerweise hätte ich jetzt ja meine Schokolade verdrückt.

Als ich dann das nächste Mal an der Kasse der Tankstelle stand, überwältigte mich ein dringender Kaufwunsch. Ein Schokoriegel musste her! In den schönsten Farben erinnerte mich der innere Schweinehund an meine Enttäuschung bei der Fahrt neulich ohne Schokoriegel. Süß und himmlisch würde die Schokolade auf meiner Zunge zergehen, wie im Paradies ...

Genau in diesem Moment fiel mein Blick auf eine kalorienfreie Cola und das war's dann. Damit hatte ich bei der Weiterfahrt wieder etwas zu genießen, aber ganz ohne Kalorien. Eine Flasche Wasser zu trinken, wäre natürlich noch gesünder gewesen, aber das ist dann der nächste Schritt.

Fallen Dir spontan Gelegenheiten ein, bei denen Du ganz automatisch etwas zu essen oder trinken kaufst? Womit könntest Du das gesünder ersetzen, falls Du nicht darauf verzichten magst?

_____

_____

_____

_____

_____

_____

_____

_____

Nicht in Problemen denken, sondern in Lösungen

Weitere Orte, an denen häufig schlechte Essgewohnheiten entstehen, sind Märkte, Haupt- und Geschäftsstraßen sowie Einkaufszentren. Hier lauern auf Schritt und Tritt kulinarische Verlockungen, denen wir nicht so leicht widerstehen können. Das liegt natürlich in der vollsten Absicht der Verkäufer. Unsere gute Figur und Gesundheit ist denen total wurscht. Sie wollen ihre belegten Brötchen, Brezeln und Blechkuchen verkaufen, ihre Süßigkeiten und Getränke, und auch vom Dönerstand weht uns ein verlockender Duft in die Nase.

Kommst Du morgens auf dem Weg zur Arbeit beim Bäcker vorbei, wo es bis auf die Straße hinaus nach frischen Brötchen und Kaffee duftet? Es wundert mich nicht, dass Du Dir angewöhnt hast, dort immer einen Cappuccino und ein Croissant zu kaufen und jetzt nicht weißt, wie Du der Versuchung in Zukunft widerstehen sollst. Schließlich wirst Du dort täglich hineingelockt.

Eine mögliche Lösung wäre, einen anderen Weg zur Arbeit zu wählen. Alle Wege führen nach Rom und zur Arbeit üblicherweise auch. Es mag vielleicht ein paar Minuten länger dauern, aber probiere doch mal die Seitenstraßen aus. Vielleicht hast Du die Möglichkeit, entlang hübsch bepflanzter Vorgärten durch ein Wohngebiet zu Deinem Ziel zu kommen. Vielleicht führt der Umweg auch an Hinterhöfen mit stinkigen Mülltonnen vorbei. Aber solange Dich dort keine Bäckerei mit dem verlockenden Duft nach Kuchen und frisch gebrühtem Kaffee zum Hereinkommen verführt, ist ja alles bestens.

Falls Du aber unbedingt durch die Hauptstraße und am Bäckerladen vorbeigehen musst, rate ich Dir sehr, vorher etwas Gesundes zu essen und auf jeden Fall eine Notration dabei zu haben. Vorbereitung ist alles! So bist Du gegen kulinarische Verführungen gewappnet. Besorge Dir am besten einen Thermosbecher, in den Du Deinen eigenen Kaffee oder Tee füllst, um ihn auf dem Weg zur Arbeit zu trinken.

Zuckerfreie Kaugummis oder Pfefferminzbonbons helfen prima gegen Ess-Attacken. Mit Pfefferminzgeschmack im Mund hast Du nicht so viel Appetit. Pfefferminz hilft deshalb auch beim Einkauf im Supermarkt. Bei kulinarischen Verlockungen wirst Du damit nicht so schnell schwach.

Ein knurrender Magen verführt zum Kaufen. Wie oft kam ich früher mit wahren Bergen an Lebensmitteln nach Hause, nur weil ich hungrig in den Laden gegangen war. Nicht umsonst haben viele Supermärkte direkt am Ein- oder Ausgang eine Bäckerei. Mit einem Loch im Bauch können nur wahre Heilige dem köstlichen Duft widerstehen. Jetzt esse ich vor dem Einkauf eine Kleinigkeit und das Pfefferminzdragee ist für die Not auch dabei. Ach, und eine Einkaufsliste zu machen, ist auch eine gute Idee.

Lauern auf Deinen täglichen Wegen Gefahren auf Dich? Könntest Du sie mit einem Umweg oder einem sonstigen Trick umgehen?

Nicht mal zu Hause ist man sicher

Nicht nur draußen lauern Gefahren für die schlanke Linie, sondern vor allem bei Dir zu Hause. Üblicherweise hast Du all das ungesunde Essen selbst gekauft und heimgebracht. Dort lächelt es Dich jetzt jedesmal an, wenn Du das Regal oder den Kühlschrank öffnest.

„Iss mich", raunt es Dir zu. „Du wirst es nicht bereuen."

Der Schweinehund in Deinem Ohr findet das auch. „Warum greifst Du nicht zu? Es schmeckt köstlich."

Gar nicht einfach, jetzt standhaft zu bleiben. Schließlich musstest Du diese Schokoladenkekse kaufen, weil Deine Kinder die gerne essen, und Nutella sowieso. Schließlich machst nur Du die Diät, nicht der Rest der Familie.

Ich kenne Notlagen wie diese genau, denn auch ich habe vier Kinder und ein handfestes Nutella-Problem. Überhaupt ist Schokolade eine große Versuchung für mich, der ich nur sehr schwer widerstehen kann. Wenn es um Schokoladiges geht, kenne ich kein Halten. Schenkt mir zum Beispiel ein netter Mensch eine Schachtel Pralinen, esse ich die ratzfatz auf – noch in derselben Stunde. Andere Menschen können ab und zu einmal eine Praline genießen und die Schachtel anschließend wieder in den Schrank stellen. Leider gehöre ich nicht dazu. Auch Nutella esse ich nicht wie andere als Brotaufstrich, sondern mit dem gehäuften Esslöffel – und nicht nur einen.

Liebevoll schlank

Das Dumme bei allen Dingen, die mir köstlich schmecken, ist mein Drang, immer noch mehr davon zu essen. Wirklich schlimm! Ich kann mich einfach nicht zusammenreißen. Wenn ich zum Frühstück auch nur einen Happs Nutella esse, habe ich den ganzen Tag lang ein unstillbares Verlangen nach Schokolade.

Nicht jeder ist verrückt nach Süßem. Selbstverständlich gilt das auch für alle anderen Nahrungsmittel, die einen solchen Suchteffekt auf Dich haben. Egal, ob das Aufschnitt, Käse oder sonstwas ist.

„Da ich mich nicht zusammenreißen kann, kann ich die Diät auch gleich sein lassen", könnte ich jetzt sagen, tue es aber nicht. Schließlich soll man niemals in Problemen denken, sondern in Lösungen. Die beste Lösung, die ich gefunden habe, ist erstens, möglichst spät am Tag mit Schokolade essen zu beginnen – wenn überhaupt. Zweitens kaufe ich mir kein Nutella mehr. Bei mir muss es nämlich diese Marke sein. Der Schoko-Brotaufstrich vom Discounter schmeckt mir nicht, aber meine Kinder haben kein Problem damit. So haben die anderen also morgens ihr Schokobrot und ich meine Ruhe. Genauso verfahre ich mit Keksen und anderen Lebensmitteln, von denen ich nicht allzu viel essen möchte. Ich kaufe einfach solche, die mir nicht schmecken, sowie jede Menge Obst. Denn auch für meine Familie ist es besser und gesünder, einen Obstteller zu essen als eine Tüte Chips.

Mittlerweile kaufen sich meine erwachsenen Kinder ihr Nutella selbst, aber sie wissen, dass sie das Glas vor mir verstecken müssen. Bei uns zu Hause hat Nutella absolutes Hausverbot. Bei Pralinenschachteln kann ich mich ganz gut zusammenreißen, solange die Schachtel zu ist. Also bleibt sie zu und wandert möglichst bald als Wanderpokal zu Bekannten.

Auch bei Alkohol ist es besser, den Erstgenuss am Tag möglichst weit nach hinten zu schieben. Wenn Du zum Beispiel um 22:00 Uhr ins Bett gehen willst und um 19:00 Uhr zum Essen eine Flasche Wein öffnest, hast Du drei Stunden lang Zeit, immer wieder nachzuschenken. Alkohol benebelt bekanntlich den Geist und somit die Selbstbeherrschung. Jedenfalls bei mir und ich bin da sicher keine Ausnahme. Habe ich erst einmal das erste Glas getrunken, zwitschere ich schnell auch das nächste. Der innere Schweinehund in meinem Ohr mag Wein nämlich auch. Für mich funktioniert es hier am besten, die Flasche entweder gar nicht erst zu öffnen oder das erste Glas so spät wie möglich zu trinken. Ein großes Glas Wasser vorab ist hier ein toller Trick. Dann erst möglichst langsam das Glas Wein, Bier oder was auch immer, gefolgt von einem weiteren großen Glas Wasser. So sorgst Du dafür, dass Dein Körper nicht allzu sehr austrocknet und Dein Kopf halbwegs klar bleibt.

Hast Du ungesunde Lebensmittel zu Hause, die Dich in Versuchung führen? Welche sind das und wie könntest Du die Versuchung abstellen oder reduzieren?

Wohin mit den Händen?

Gehörst Du zu den Menschen, die abends vor dem Fernseher sitzen und dabei Chips essen? Diese und ähnliche Gewohnheiten sind nicht leicht abzuschütteln, weil meistens die ganze Familie auch dort sitzt und Chips isst. Gerade wenn man abgelenkt ist, wie zum Beispiel durch einen Film, merkt man es nicht mal, dass man zu den Salzstangen greift – und wie oft. Eine Lösung wäre, die ungesunden Knabbereien durch gesündere zu ersetzen. Frisches Obst oder Gemüsesticks, zum Beispiel.

Eine weitere Lösung ist, die Finger unter Kontrolle zu halten. Deine Hände müssen anderweitig beschäftigt sein, so dass Du gar nicht zu den Chips greifen kannst. Hier gibt es verschiedene Möglichkeiten. Suche Dir die Methode aus, die am besten zu Dir passt. Oder erfinde eine neue und schreiben mir gerne, was das ist. Ich freue mich über Deine Ideen!

Hier ein paar Beispiele, was Du tun könntest, um Deine Hände aus der Chipsschale zu halten:

- Gar nicht erst mit den anderen Fernsehen gucken, sondern einen Spaziergang machen, ein Buch lesen, eine Sprache lernen oder mit der besten Freundin klönen.

- Wäschekorb und Bügelbrett holen und während des Films bügeln.

- Das Sportrad ins Zimmer stellen und beim Fernsehen radeln.

- Eine Handarbeit machen; zum Beispiel Stricken oder Häkeln.

- Die Fingernägel lackieren.

- Wollhandschuhe oder Fäustlinge anziehen.

Fallen Dir noch weitere Tricks ein?

_____

_____

_____

_____

_____

_____

_____

_____

_____

Essen außer Haus? Planung ist alles!

Du bist bei einer Party eingeladen und weißt bereits jetzt, dass Du beim Anblick der kulinarischen Köstlichkeiten schwach wirst? Bereite Dich vor! Idealerweise trinkt man beim Abnehmen möglichst wenig Alkohol, weiß ich aus Erfahrung. Alkohol sorgt dafür, dass wir unsere guten Vorsätze schnellstmöglich über Bord werfen. Fahre also am besten mit dem Auto, selbst wenn Du bequem laufen könntest, und biete an, andere Gäste am Ende der Party heimzubringen. Dann musst Du Dich schon deswegen an nicht-alkoholische Getränke halten. Aber auch wenn Du nicht mit dem Wagen hinfährst, bringe vorsichtshalber ein kalorienfreies Getränk mit (oder zwei!), wovon Du Dich dann selbst immer wieder bedienst.

Das Gleiche gilt fürs Essen. Ist die Einladung bei Freunden zu Hause, steuere bitte einen Salat oder sonst etwas Kalorienarmes bei. Weihe die Gastgeberin ruhig ein, dass Du Deine Ernährung umgestellt hast und deshalb ein entsprechendes Gericht mitbringst. Mit der Zeit gewöhnt sich Deine Umwelt daran, dass Du jetzt Gesundes und Vitaminreiches isst, keine Kalorienbomben und fette Speisen.

Auch wenn Du zum Essen ausgehst, kannst Du vorplanen. Mittlerweile hat so gut wie jedes Restaurant eine Webseite, auf der Du vorab das Speisenangebot lesen kannst. Wähle am besten bereits zu Hause und in Ruhe ein Gericht aus dem Menü, das Deinem neuen Ernährungsplan entspricht. Zusätzlich kannst Du die Bedienung darauf hinweisen, dass Du Öle und Fette nicht so gut verträgst. In Restaurants, wo mit frischen Zutaten gekocht wird, kann sich die Küche darauf einstellen und Dein Gericht entsprechend zubereiten oder zumindest das nett gemeinte extra Stück Butter oder den extra Schuss Ölivenöl gar nicht erst auf Deinen Teller geben. Viele Restaurants verwenden leider Fertigprodukte aus der Großküche oder dem Großhandel, weil das Zeit und Personal spart. Daraus kann man das Fett natürlich beim besten Kundenservice nicht herauszaubern. Aber dann ist das eben so. Du gehst wahrscheinlich nicht jeden Tag ins Restaurant. Hauptsache, Du wählst Dein Gericht mit Selbstliebe im Sinn aus und ernährst Dich so gesund wie es die Situation erlaubt.

Du isst zu viel, weil Du Dich jede Woche mit Deinen Freundinnen zum Essen im Gasthof triffst? Falls es dort wirklich bloß Braten und Knödel gibt, könntest Du ein Treffen in einem anderen Restaurant vorschlagen.

Oder dass ihr euch zu einem Glas Wein zusammensetzt. So hättest Du auch die Gelegenheit, vor dem Treffen etwas Gesundes zu essen und Dir die Gasthausknödel zu ersparen. Du könntest die Mädels auch zu Dir einladen und ihnen dort etwas Leichtes auftischen. Je nachdem, was am besten in Dein Leben passt. Wenn es unbedingt Braten und Knödel sein müssen, dann gleichst Du das aus, indem Du eine kleine Portion bestellst und mittags einen leichten Salat isst. Wenn Du lange genug darüber nachdenkst, findest Du auf jeden Fall mehrere passende Alternativen.

Hier kannst Du Cafés, Restaurants oder Gasthäuser notieren, die Du gerne und oft besuchst. Sieh Dir bitte das Menü auf ihrer Webseite an und wähle bereits vorab ein paar leichte Gerichte aus. Mit möglichst wenig Fett, Sauce, Wurstwaren, Panade, Zucker, Brot und Teig, sondern viel frischem Salat, Gemüse, Obst, magerem Fleisch oder Fisch. All das ist nicht nur vitaminreicher und gesünder, sondern macht auch schlank!

Liebevoll schlank

Abnehmen kann Spaß machen! Überrede Deine Freundinnen doch mal, wöchentliche Schlankmach-Partys zu feiern. Wer von Euch serviert die köstlichsten Schlankmacher und Slim-Drinks? Fitness-Tapas; Hamburger im Salatblatt; Zitronen-Garnelen-Spieße; leckere Nicecream (Bananen-Eis ohne Sahne, Milch und Zucker); Obstsalat ... Leichte gesunde Rezepte gibt es in Hülle und Fülle. Auch Klassiker kann man prima kalorienärmer zubereiten. Wer will schon immer das Althergebrachte essen! Auf zu schlanken, gesunden Horizonten!

Das alles gilt selbstverständlich auch für euch Männer!

Wenn Dir der Ausdruck „Schlankmach-Party" nicht gefällt, nenne das Ganze einfach Fitness-Party oder Vital-Party. Je nachdem, welcher Name am besten zu Dir und Deinem Freundeskreis passt.

Hast Du schon ein paar Ideen für köstliche Schlankmacher, die Du auf Deiner Party anbieten könntest? Dann schreibe sie Dir hier auf:

_____

_____

_____

_____

_____

_____

_____

_____

Der Emotion entgegenwirken!

Wenn Du gemerkt hast, dass Du in bestimmten Stimmungen anfängst zu essen, kannst Du diese Emotionen ins Positive drehen. Sagen wir mal, Du isst öfters aus Langeweile. Am schnellsten beendest Du die drohende Langeweile durch eine Aktion. Was immer das ist, Hauptsache, Du sitzt nicht gelangweilt herum und knabberst Nüsschen. Von Aufräumen über Basteln bis zum Museumsbesuch, alles ist möglich.

Du isst, weil Du traurig oder gefrustet bist? Dann denke darüber nach, wie Du so schnell wie möglich ein Glücksgefühl herbeizaubern kannst. Besonders gut ist hier sportliche Betätigung, weil dabei Glückshormone ausgeschüttet werden. Vielleicht kann Dich ein Liebesroman oder ein schöner Spaziergang aufmuntern? Oder Du rufst alte Bekannte an, von denen Du schon längere Zeit nichts mehr gehört hast. Ich gucke gerne auf Pinterest fabelhafte Häuser und Einrichtungen an. Dann stelle ich mir or, auch so eine Traumküche zu haben – und schon bin ich glücklich.

Bei Dauerunglück und länger anhaltendem Frust solltest Du prüfen, ob das krankheitsbedingt ist oder an widrigen Umständen liegt. Bei einer Krankheit gibt es normalerweise Therapien, die zu einer Besserung führen, und widrige Umstände kann man fast immer verbessern oder ändern. Scheue Dich bitte nicht, Dir Rat und Hilfe zu holen. Ansonsten gilt hier wie grundsätzlich bei emotionsbedingtem Essen: Ablenkung ist die beste Medizin. Werde rührig und tritt in Aktion! Zupfe Unkraut, stopfe löchrige Socken – was immer Dir gerade einfällt, um Dich von der emotionsbedingten Hungerattacke abzulenken.

Auch kalorienreiche Getränke sind hier gemeint. Viele Menschen greifen oft frustriert zu Alkohol, heißem Kakao oder einem cremig-süßen Kaffegetränk. Probiere doch mal, ob es nicht auch ein Tee tun würde, wenn Du in Wahrheit nur das Gefühl der Wärme von innen brauchst. Alkoholika kannst Du bestens mit alkoholfreien Getränken ersetzen oder zumindest das halbe Bierglas mit alkoholfreiem Bier füllen, um Deinen

Alkoholkonsum zu reduzieren. Das macht nicht unbedingt viel bei den Kalorien aus, aber je weniger Alkohol Du zu Dir nimmst, desto weniger kommt der Suchteffekt zum Tragen, der Dich immer wieder aufs Neue zum Alkohol trinken verführt.

Falls Du den Verdacht hast, dass Du bereits in den Klauen der Sucht gefangen bist, wenn auch nur ein bisschen, lass Dich bitte unbedingt beim Arzt dazu beraten. Er unterliegt der ärztlichen Schweigepflicht. Das bedeutet, dass Du Dich darauf verlassen kannst, dass die persönlichen Themen, die Du ihm anvertraust, nicht an Dritte weitergegeben werden. Sie gilt grundsätzlich über Deinen Tod hinaus. Eine gute Anlaufstation bei Alkoholproblemen sind auch die Anonymen Alkoholiker. Wie schon der Name sagt, bleibst Du hier anonym und brauchst keine Sorge zu haben, dass Dein Problem nach außen getragen wird. Dies ist ihre Webseite: https://www.anonyme-alkoholiker.de/

Vielleicht hast Du erkannt, dass manche Deiner Essgewohnheiten aus Deiner Kindheit stammen. So wie bei mir der warme Vanillepudding, sobald ich mich krank fühle. Hier ist oft die Erkenntnis der Ursache des Problems gleichzeitig die Lösung. Das heißt, sobald Du erkannst hast, warum Du Dich mit Essen tröstest, belohnst oder verarztest, kannst Du meistens darüber lachen und das Ganze bewusst steuern. Auch hier geht es um Alternativen, nicht um Abstinenz und Heiligkeit. Belohne Dich statt mit Süßigkeiten doch mal mit einem entspannenden Schaumbad, gemütlichen Krimistunden auf dem Sofa oder mit der Modellbahn im Hobbykeller — einfach mit allem, was Dein Herz erfreut und Dich nicht in Versuchung bringt, dabei zu essen. Wenn es ohne Essen überhaupt nicht geht, dann ist ein Obst- oder Gemüseteller immer noch die beste Wahl.

Viele Deiner Lieblingsgerichte müsstest Du nur anders zubereiten, um davon nicht zu-, sondern sogar abzunehmen. Du kannst Deine Fantasie frei spielen lassen. Denke Dir köstliche Alternativen aus, wie zum Beispiel eine Currysauce aus Passata statt dem üblichen Ketchup. Über Deine Rezepte, inspiriert vom I ♥ ME Ernährungsplan, würde ich mich freuen.

Fallen Dir spontan bestimmte Emotionen ein, bei denen Du gerne zu Essen oder kalorienreichen Getränken greifst?

_____

_____

_____

_____

_____

_____

_____

_____

Der Fast-Food Lifestyle

Viele essen nicht einmal besonders viel, aber trotzdem werden sie ihr Übergewicht nicht los. Das hat viele Gründe, die man von Fall zu Fall genau beleuchten müsste. Einer der Hauptgründe ist aber unser Hang zu

Liebevoll schlank

Fertiggerichten und Fast Food.

„Das esse ich doch überhaupt nicht", sagst Du vielleicht. „Höchstens einmal im Monat."

Das meinst Du, weil Du beim Ausdruck „Fast Food" an klassische Fast Food-Ketten wie KFC oder McDonald's denkst.

Übersetzt heißt Fast Food schnelles Essen. Also etwas, das nicht lange vorbereitet werden muss, sondern sofort oder sehr schnell zum Essen zur Verfügung steht. Also wie ein Fast Food Hamburger, aber auch wie ein Erdbeerjoghurt aus dem Supermarkt. Oder Ketchup, Chips, Kekse, Kräuterquark, Schokopudding, Dosensuppen, Sushi, Mayonnaise und die fertige Spaghettisauce. All das sind Fertiggerichte, aber wir haben es uns angewöhnt, unter Fertiggericht etwas Tiefgefrorenes zu verstehen und unter Fast Food das Menüangebot bei McBurger's & Co. So kann es gut sein, dass Du dich gewaltig täuschst. Wahrscheinlich isst Du täglich mehr Fast Food als Du denkst.

Schnelle Gerichte vom Imbiss-Stand wie Currywurst, Fritten, Döner, Fisch-, Fleischkäse- oder Fleischsalatbrötchen, süße Waffeln, Sandwiches und Panini gehören hier dazu. Auch das Chow Mein oder die Pizza, die Du Dir nach Hause liefern lässt. Selbst das gute alte Abendbrot, also Brot mit Aufstrich, Wurst und Käse, gehört streng genommen zum Fast Food. Wahrscheinlich hast Du nichts davon selbst zubereitet und deshalb auch keine große Ahnung, wie viel Fett, Salz, künstliche Aromen, Farbstoffe oder Konservierungsstoffe da eigentlich drin sind.

Wie auch immer; der Punkt ist, dass wir generell nicht besonders viel selbst kochen. Stattdessen wird meist nur „halb" gekocht. Zum Beispiel Spaghetti. Die haben wir zwar nicht selbst zubereitet, aber geben uns immerhin die Mühe, sie eine Viertelstunde lang sprudelnd zu kochen. Die Spaghettisauce dazu wird vielfach gekauft und nur noch erhitzt, weil das so schön bequem ist. Kinder bevorzugen statt Sauce oft Ketchup. In diesem Beispiel wissen wir, dass wir Salz und Öl mit ins Nudelwasser gegeben haben. Aber was ist denn eigentlich in Sauce oder Ketchup?

Laut der Webseite www.das-ist-drin.de enthalten 100 ml Ketchup eines bekannten Herstellers 23.7 g Zucker. Das ist fast ein Viertel. Wusstest Du das? Auch im Sushi-Reis ist jede Menge Zucker, damit er schön zusammenklebt und die Sushi nicht auseinanderfallen. Falls Du jemals Mayonnaise selbst hergestellt hast, weißt Du ja, wie viel Öl da hinein kommt. Mich hat es bei der Erkenntnis geschüttelt! Und so geht es in einem fort.

„Wer weiß, wie Gesetze und Würste zustande kommen, kann nachts nicht mehr ruhig schlafen", sagte schon Fürst Otto von Bismarck vor über hundert Jahren.

Wir haben längst den Überblick verloren, wie viel wovon in unserer Nahrung steckt. Wie das fertige Produkt zubereitet wurde, weiß man sowieso nicht. Selbst ein scheinbar leichtes Gericht schlägt sich auf die Hüften nieder, wenn zu viel Fett drinsteckt. Nur woher soll ich das denn wissen, wenn ich's nicht selbst zubereitet habe?

Kurz gesagt: Es macht einen Riesenunterschied für unser Gewicht und unseren Abnehmerfolg, wenn wir so viel wie möglich selbst zubereiten und kochen und uns täglich an einen gesunden Ernährungsplan halten. So behalten wir den Überblick, wie viel Fett, Zucker oder sonstwas auf unserem Teller und später in unserem Körper landet. Dem möchten wir ja etwas Gutes tun – und darüber hinaus auch unserer Familie.

Kochen mit Herz soll auch Spaß machen! Deshalb denke doch einmal darüber nach, wie Du Deine Küche schöner und praktischer gestalten kannst. In einer Küche zum Wohlfühlen bekommst Du Lust aufs Kochen. Hier hält man sich gerne auf! Ich interessiere mich für schöne Küchen und habe wunderbare Visionen von meiner eigenen Traumküche, in der ich eines Tages stehen werde. Schicke mir gerne Deine Vorstellungen über Deine perfekte Küche oder Fotos Deiner Küche zu Hause. Ich würde mich freuen!

Kaufst Du Fertigprodukte wie Reispudding, Erdbeerjoghurt, Saucen, Wurstwaren oder Suppen ein? Schreibe hier Beispiele der Produkte auf, die Du regelmäßig verwendest:

_____

_____

_____

_____

_____

_____

_____

_____

Zu welchen Microwave- oder Tiefkühl-Fertiggerichten wie Eiscreme, Pommes Frites oder Lasagne greifst Du regelmäßig?

_____

_____

_____

_____

_____

_____

_____

_____

_____

Gehst Du öfters in Fast-Food-Ketten, kaufst Essen beim Döner-Stand oder an Bratwurstbuden, oder lässt Dir Essen nach Hause liefern?

_____

_____

_____

_____

_____

Bewegung tut gut

Du hast bemerkt, dass Du Dich zu wenig bewegst? Dann überlege bitte, wie Du das am besten verändern könntest. Grundsätzlich ist hier jeder Schritt und jede zusätzliche Bewegung ein Gewinn. Bewegung ist gut für Deinen Körper und Deine Mobilität. Als besonderes Plus werden beim Sport tolle Glückshormone produziert und Du steigerst Deinen täglichen Kalorienverbrauch, wenn Du regelmäßig Sport treibst und in Bewegung bleibst. Ein aktiver Mensch verbraucht weit mehr Energie als einer, der viel sitzt oder selbst für kurze Strecken das Auto nimmt. So erreichst und hältst Du Dein Wunschgewicht leichter, und darum geht es ja.

Falls Du Dich extrem wenig bewegst, fängst Du in Sachen Bewegung bitte erst einmal ganz klein an. Zum Beispiel selbst zum Briefkasten zu gehen, statt Deinen Sohn zu schicken. Es ist auch eine gute Idee, eine Haltestelle vorher aus der Straßenbahn zu steigen und den Rest zu laufen. Über kurz oder lang hast Du Dich daran gewöhnt – und schon werden es zwei Stationen.

Du hast einen Hund? Umso besser. Dem tut es gut, der fitteste Hund im ganzen Landkreis zu werden und mit Dir die Parks und Wälder der Gegend zu erkunden. Auch Deine Kinder und Enkel finden es toll, mit Mama und Papa oder Oma oder Opa zum Trimm-Dich-Pfad zu gehen.

Falls Du bereits fitter bist, führe eine gesunde Mischung an Aktivitäten ein, nicht immer nur das Gleiche. So hältst Du Deinen ganzen Körper in Schwung und stärkst sämtliche Muskelgruppen. Also nicht nur Deine

Beine, falls Du normalerweise spazieren gehst. Außerdem wird es durch Abwechslung nicht langweilig. Sobald fade Langeweile einkehrt, wird es nämlich vertrackt. Dann lässt man's gerne sein, hat keine Lust mehr, und schon geht es wieder mit den altvertrauten Gewohnheiten los – Essen aus Langeweile.

Ein kleiner Tipp: Mache nichts, was Dir keinen Spaß macht. Wenn Du Joggen nicht ausstehen kannst und Rennen noch nie mochtest, hast Du nichts davon, Dich zu diesem verhassten Sport zu zwingen. Selbst wenn alle Deine Freunde begeisterte Jogger sind und Dich unbedingt dazu überreden wollen. Erinnere Dich, was Dir als Kind Spaß gemacht hat und probiere das. Schwimmen oder was auch immer. Selbst wenn Du ein recht unsportliches Kind warst: Vielleicht hattest Du schon immer den Traum, zu boxen oder Bauchtanz zu machen. Jetzt ist die Gelegenheit dazu! Auch bieten die meisten Fitness-Center viel mehr als nur Geräte- und Hanteltraining. Frage nach, was dort sonst noch offeriert wird, und probiere es eine Weile lang aus.

Sportliche Aktivitäten werden übrigens für sämtliche Altersgruppen und Fitnesslevel angeboten. Bei mir im Ort gibt es Bewegungsübungen im Sitzen für ältere Herrschaften und alle, die zum Beispiel einen Schlaganfall erlitten haben. Dass es Behindertensport gibt, weißt Du bestimmt längst wegen der immer wieder aufs Neue beeindruckenden Paralympischen Spiele.

Bitte habe keine Angst, dass Du beim Steptanz vielleicht der oder die Ungelenkigste von allen bist. Es geht darum, Dir selbst etwas Gutes zu tun. Dich für ein gesünderes und aktiveres Leben zu entscheiden. Nicht darum, der Beste und Strahlendste zu sein. Im Übrigen freuen sich die anderen im Kurs bestimmt, dass Du beschlossen hast, ab jetzt aktiver zu werden. Sie haben das selbst einmal getan und waren damals genau so ein Anfänger wie Du jetzt.

Male Dir einfach mal aus, was schlimmstenfalls geschehen kann. Was stellst Du Dir da vor? Kichert jemand oder klatscht über Dich? Du weißt selbst, dass solche bösartigen Leute nicht Deine Freunde sind. Das sind Motivationsvampire der schlimmsten Sorte, die Du getrost ignorieren kannst. Mag sein, dass solche Menschen sich dabei cool finden. Aber in so vielen Filmen, Märchen und Büchern gibt es Beispiele von ähnlich fiesen Menschen, die am Ende das Nachsehen haben, dass kaum jemand so dumm sein wird, sich auf deren Seite zu schlagen und mitzukichern. Aschenputtels böse Schwestern, Cruella de Ville, Mrs Danvers und wie sie alle heißen ... und in der Not – falls Du absolut von niemandem gesehen werden willst, der Dich kennt – dann sportelst Du eben im Nachbarort.

Bitte nichts übertreiben! Du solltest die Sache eher langsam und regelmäßig angehen. Lass Dich am besten von Deinem Arzt oder einem Fitnesstrainer beraten, welcher Sport für Dich geeignet ist und was in der Region angeboten wird. Ich gehe davon aus, dass Du im Moment erstens übergewichtig und zweitens ziemlich oder völlig untrainiert bist. Also melde Dich in diesem Zustand bitte nicht gleich zum nächsten Marathonlauf an, auch wenn Du noch so motiviert bist. Das wäre sehr schlecht und geradeheraus gefährlich für Herz und Kreislauf sowie für Deine Gelenke. Wenn Du unsicher bist, frage bitte einen Profi um Rat. Nicht Deine Freundin, die Dich unbedingt zu großen Taten animieren will, aber von Gesundheit und Gelenken wenig Ahnung hat. Es geht um Dich und Dein Leben, um das Wohlergehen Deines Körpers und den liebenden Umgang mit Dir selbst. Nicht um die Goldmedaille.

Wenn Du jeden Tag 100 kcal mehr verbrennst als jetzt, würde das auf Dauer schon einiges für Deinen Abnehmerfolg bringen. Hier ein paar Beispiele, mit welchen Aktivitäten Du etwa 100 kcal verbrennst:

12 Minuten Schwimmen; 35 Minuten Hausarbeit; 15 Minuten lang Treppen hoch und runter laufen mit Durchschnittsgeschwindigkeit; 15 Minuten Gartenarbeit, fleißig Unkraut rupfen, Graben, Rasenmähen;

9 Minuten Seilspringen; 20 Minuten Spaziergang im Freien; 20 Minuten Tanzen, zum Beispiel im Wohnzimmer mit Kopfhörern; 25 Minuten Pilates; 40 Minuten Bügeln; 40 Minuten Einkaufen, Tüten tragen und verladen, Einkaufswagen durch den Laden schieben usw.; 30 Minuten Kegeln; 13 Minuten Schlittschuhlaufen.

Hast Du bereits eine Idee, welchen Sport Du gerne mal ausprobieren oder wieder aufnehmen würdest? Schreibe Deine Ideen hier auf und informiere Dich, wo in Deiner Nähe diese Sportart angeboten wird.

Zusammengefasst suchen wir also Alternativen wie diese:

- Alternativen zu Deinem gewohnten Einkaufsverhalten. Zum Beispiel mit Einkaufsliste einkaufen statt ohne. Oder vorher etwas Gesundes zu essen, statt mit hungrigem Bauch in den Supermarkt zu gehen.

- Alternativen zu den Speisen, die Du üblicherweise isst, kochst und einkaufst. Spaghetti Bolognese nach der I ♥ ME Kochmethode, statt der Spaghetti Bolognese, die Du bisher gekocht hast. Pellkartoffeln statt Fritten oder gekochtes Ei statt Spiegelei.

- Alternativen zu den Wegen, die Du einschlägst. Beispiel: einen Umweg zu gehen, damit Du nicht am Bäcker vorbeikommst. Oder im Supermarkt den Gang mit den Waschmitteln zu nehmen, um nicht am Süßigkeitenregal vorbeilaufen zu müssen.
- Alternativen zum Zeitpunkt der Mahlzeit. Zum Beispiel: Schokolade oder Alkohol möglichst spät am Tag, so dass es sich quasi nicht mehr lohnt, überhaupt noch damit anzufangen.

- Alternativen zum Ort, an dem Du normalerweise isst. Zum Beispiel: in der Nähe Deines Arbeitsplatzes leicht und gesund essen, statt das fette Essen in der Betriebskantine. Oder am schön gedeckten Tisch, auf das Essen konzentriert, statt vor dem Fernseher.

- Alternativen zu den Gelegenheiten, bei denen Du schwach wirst. Beispiel: statt des Knödel-Restaurants lieber ein anderes finden, in dem leichtere Kost angeboten wird. Oder gar nicht erst in die Nähe der Chipsschale zu gehen, sondern zu einem Volkshochschulkurs.

- Alternativen finden, um Deine Hände im Zaum zu halten. Vielleicht mit Handarbeiten wie Stricken oder Häkeln. Beim Fernsehen die Fingernägel lackieren. Den Hund kraulen. Was immer Dir gerade einfällt. Hauptsache, Deine Hände bleiben aus der Erdnussschale.

- Lösungen für die gefürchtete, überwältigende Hungerattacke finden und entsprechend vorplanen. Beispielsweise einen kalorienarmen, gesunden Snack mit dabei haben. Oder vorab die Gegend erkunden, damit Du in der Not weißt, wo Du etwas Passendes zu essen findest.

- Alternativen für Emotions-Gelüste finden. Zum Beispiel beim ersten kleinen Anzeichen von Langeweile, Deprimiertheit oder Ähnlichem eine Unternehmung oder einen Spaziergang machen. Sofort aktiv werden! Das lenkt Dich von der negativen Stimmung und Deinem Drang zum Essen ab.

- Alternativen zu gemütlichen Gewohnheiten finden. Beispiel: Wenn Du bei schlechtem Wetter sonst immer zu Hause in der guten Stube bleibst, warum nicht mal rausgehen? Mir machte es als Kind immer Spaß, mit Gummistiefeln in den Pfützen herumzupatschen. Genauso viel Spaß macht mir das jetzt immer noch. Dir auch? Einfach mal ausprobieren! Außerdem gibt es laut einem englischen Sprichwort gar kein schlechtes Wetter, sondern nur unpassende Kleidung.

- Alternativen zu den Nahrungsmitteln, die Du ins Haus bringst. Wenn es erst mal im Haus ist, wird es auch gegessen! Also fülle Deinen Kühlschrank bitte je nach Geschmack mit gesunden, vitamin- und ballaststoffreichen Nahrungsmitteln.

- Alternativen zum Einkaufs- und Displayverhalten: Konfrontiere Dich nicht unnötig mit Essen und Naschereien. Also keine Schälchen mit Knabbereien oder Süßem herumstehen haben und die Schüsseln möglichst zügig nach dem Essen wieder vom Tisch räumen. Gehe mehrfach einkaufen, statt die ganze Wochenration verlockend im Schrank stehen zu haben. Wenn es da steht und Dich appetitlich anlacht, isst Du es auch auf. So kenne ich das jedenfalls von meiner Familie und mir. Also lieber ein paar Wege mehr zum Supermarkt machen (Bewegung tut ja gut!) und dafür keine geheimen Verführer im Haus haben.

- Alternativen zu den Orten, an denen kulinarische Verlockungen auf Dich warten: Ob bei Freunden oder im Café, diese „gefährlichen" Orte solltest Du meiden. Verabrede Dich mit Deinen Freunden nicht zu Kaffee und Kuchen oder auf ein Bier, sondern schlage besser einen Spaziergang oder Museumsbesuch vor. Ich selbst sitze gerne mit meinem Laptop im Café und schreibe, aber in der Stadtbücherei kann ich genauso gut arbeiten, ohne dass mir die verlockendsten Düfte in die Nase steigen.

- Ausgleichssport als Alternative zu einem Mangel an Bewegung. Fang bitte unbedingt klein an und steigere Dich dann nach und nach, am besten in Zusammenarbeit mit einem Fitness-Trainer.

Du siehst schon: Wenn Du erst mal in Ruhe darüber nachdenkst, fallen Dir bestimmt einige Alternativen zu alten Gewohnheiten ein. Ich würde mich freuen, von Deinen tollen Ideen und Änderungen zu hören. Je mehr, desto besser. Die besten Tipps übernehme ich gerne in meinen

Blog. So können wir gemeinsam so vielen Menschen wie möglich bei unserem Abnehm-Abenteuer und dem Weg zur gesunden Lebensweise helfen.

Grübel, grübel ... Nachdenken und Vorplanen bringt's!

Wegen der vielen verführerischen Stimmen im Ohr und der sonstigen Verlockungen, wenn es ums Essen geht, solltest Du auf jeden Fall gut vorbereitet sein. Also nimm Dir ein Herz, Dir selbst zuliebe. Plane mit Lust vor und freue Dich darauf, wie sich Deine Vorbereitung auszahlt. Aus Erfahrung weiß ich, dass sich der Aufwand lohnt. Schon jetzt sehe ich das zufriedene Lächeln auf Deinem Gesicht, wenn Du eine köstliche, gesunde Alternative aus dem Hut zauberst, sobald Bratwürste, Döner, Eisbecher und sahnige Tortenstücke verführerisch vor Dir herumtanzen.

Wenn Du vorbereitet bist, stolperst Du nicht so leicht in die Fallen, die das Leben unverhofft stellt. Unterwegs könntest Du jederzeit Hunger bekommen. Was tun, wenn es dort nur Fast Food wie Kuchen, Fritten oder Schokoriegel gibt? Bereite Dich vor, bevor es soweit kommt! Eine kleine Mahlzeit zum Mitnehmen. Etwas Gesundes, das bequem in die Tasche passt und Dich schnell über den schlimmsten Hunger bringt. Im Übrigen gilt auch hier alles, was ich schon beim Thema „Einkaufen mit leerem Magen" erwähnt habe. Am besten fährst Du, wenn Du gar nicht erst so hungrig wirst, dass Du in den nächstbesten Laden stürzen musst, um einen Snack zu kaufen.

Fade schmecken darf Deine gesunde Alternative natürlich nicht. Es hat keinen Sinn, Dir etwas in die Tasche zu packen, das Du nicht gerne isst. Dann nagst Du auf der Selleriestange und den Möhren herum als sei das die schlimmste Strafe, die Du Dir vorstellen kannst. Kein Wunder, wenn Du dann schnellstmöglich auf den Imbiss-Stand zusteuerst, von dem Dir ein köstlicher Bratwurstduft zuweht. Also bitte eine gesunde Alternative dabeihaben, die Du gerne isst.

Davon abgesehen macht es Sinn, regelmäßig etwas Ungeliebtes zu probieren, immer wieder mal. Es kommt nicht selten vor, dass es mit der Zeit besser schmeckt. So viel wie möglich ausprobieren. Wenn Du keine gekochten Möhren magst, schmecken Dir vielleicht rohe besser. Püriert, mit Dip oder geraspelt mit Apfel? Einfach mal ein paar Miniportionen probieren, so eine Art gesunde Tapas. Möhrenprobe statt Weinprobe. Wage Dich auf eine kulinarische Obst-und-Gemüse-Entdeckungsreise. Körper und Wohlbefinden werden es Dir von Herzen danken.

Durst verkleidet sich übrigens oft als Hunger. Du bekommst Appetit, aber in Wirklichkeit braucht Dein Körper Wasser. Deshalb solltest Du für alle Fälle eine Wasserflasche dabei haben und einen Schluck trinken. Es ist gut möglich, dass Du danach keinen Hunger mehr hast – und viel Wasser trinken soll man sowieso. Mindestens 1.5 l am Tag, wird geraten.

Es ist eine gute Idee, Deine Mahlzeiten für mehrere Tage vorzuplanen. Hier ist eine Einkaufsliste super, von der Du wirklich nur das kaufen solltest, was Du brauchst. Wenn Du das Doppelte kochst und die Hälfte einfrierst, brauchst Du an einem anderen Tag nicht mehr einzukaufen und in der Küche zu stehen. So ist immer etwas Selbstgekochtes im Haus, das schlank macht und schnell aufgewärmt werden kann. Gerade für Tage, an denen Du keine Lust zum Kochen hast, ist das praktisch.

Setze Dich gemütlich hin und grübele ein wenig darüber nach, wie Du Dich am besten für den Notfall vorbereiten könntest. Es zahlt sich aus, einen Vorrat an schlank machenden, gesunden Lebensmitteln im Haus zu haben. Wenn ausschließlich Kekse und Chips zum Anbieten da sind, isst Du garantiert mit, falls unverhofft Freunde zu Besuch kommen. Hast Du aber Trauben und Bananen zu Hause, könntest Du mit Zahnstochern Trauben-Bananen-Spieße herzaubern. Ich bin sicher, dass Du nicht der

Einzige bist, der da zugreift.

Planst Du bereits vor? Wenn ja, dann schreibe es hier auf:

_____

_____

_____

_____

_____

_____

_____

_____

Wo könntest Du zusätzlich besser vorplanen?

_____

_____

_____

_____

_____

_____

_____

_____

_____

Darmkur, Detox und Heilfasten — wahre Wunderkuren fürs Duchhaltevermögen

Die Erfahrung zeigt, dass wir alles, was irgendwie nach Arbeit aussieht, mit langen Zähnen angehen. Deshalb werden so viele gute Vorsätze und Diäten abgebrochen. Das Vorhaben ist mühsamer als gedacht. Es kommt nicht schnell genug zum Erfolg. Das Leben kommt dazwischen und wir waren nicht entsprechend vorbereitet. Schon werden wir schwach und geben unter dem Ansturm von emotionsgesteuerten Gewohnheiten, verführerischen Stimmen im Ohr und Motivationsvampiren wieder auf.

Dagegen können wir uns wappnen. Unser Geist ist stärker und unser Kopf klarer, wenn unser Körper von innen gereinigt ist. Entsprechend besser können wir nach einer solchen inneren Reinigung durchhalten und zum Ziel kommen. Vielleicht erinnerst Du Dich an mein Beispiel von Agatha Christies Detektiv Hercule Poirot und der wohlschmeckenden Sauce über dem stinkigen Fisch. Vom neuen Putz über der maroden Fassade oder dem Zuckerguss, der den trockenen Kuchen kaschiert. Von außen sieht man nicht, wie es drinnen aussieht. Genauso funktioniert es mit unserem Körper. Der kann ein noch so attraktives Äußeres haben – aber was ist innen los?

Du brauchst nur mal die Zeitung aufzuschlagen. Da kannst Du lesen, mit wie vielen Umweltgiften wir jeden Tag konfrontiert werden. Jede Menge Abgase in der Luft; Pestizide auf dem Gemüse; Schwermetalle und Arzneimittelreste im Wasser; Weichmacher in den Plastikflaschen; künstliche Aromen; Wohnungsgifte auf unseren Möbeln; Amalgam ... Schadstoffe sind leider überall und gelangen so in unseren Körper. Nicht nur, dass sie sich gern in Darm und Zellen festsetzen und wir dadurch womöglich eine wandelnde Schadstoffhalde sind – sie schwächen uns auch. Körper und Geist funktionieren besser, wenn wir regelmäßig für eine Ausleitung der Gifte und möglicher Parasiten sorgen. Ein gereinigter Körper hat wunderbare Auswirkungen. Nicht zuletzt auf unsere Seele, eine positive Stimmung und das Durchhaltevermögen. Detox ist angesagt!

Mir sind da vor allem das ärztlich betreute Heilfasten sowie Detox und Darmkur (oder „Darmsanierung") bekannt. Je nach Gesundheitszustand kann man auch mit einer schonenderen Darmpflege beginnen. Das ärztlich betreute Heilfasten macht man in einer darauf spezialisierten Heilfasten-Klinik. Genau wie eine Darmkur, ist Heilfasten nicht in ein paar Tagen getan. Mit mindestens zwei Wochen Aufenthalt sollte man schon rechnen. Es braucht eine schrittweise Vorbereitung auf das Fasten in der Klinik und später, nach dem Fasten, die mehrtägige progressive Rückkehr zu Mahlzeiten zur Wiedergewöhnung des Körpers an feste Nahrung.

Bitte auf keinen Fall ohne ärztliche Betreuung über mehrere Tage oder Wochen allein fasten. Das ist gefährlich und Du solltest so etwas gar nicht in Erwägung ziehen! Heilfasten und andere Fastenkuren bitte immer mit Arzt oder einer entsprechend professionell ausgebildeten

Person oder Institution, die darauf spezialisiert ist!

Eine Darmkur kann bequem von zu Hause durchgeführt werden. Ich mache sie jährlich und freue mich über den klaren Kopf, den mir diese Kur jedes Mal beschert. Wer bereits stärkere Krankheitserscheinungen und eventuell einen Leaky Gut hat, also einen löchrigen Darm, sollte mit einer schonenden Darmpflege beginnen, die für eine sanfte tägliche Reinigung und Sanierung von innen sorgt. Wer lieber keine Mittel und Pülverchen kaufen und nicht für längere Zeit fasten möchte, könnte eine Detox-Kur mit Gemüse- und Obstsäften machen. Auch hier solltest Du Dich vorher ärztlich beraten lassen.

Wenn Du es ganz vorsichtig angehen willst, könntest Du abends ab und zu statt Abendessen ein Glas frisch gepressten Gemüsesaft trinken oder jeden Tag mit einem Glas gepressten Selleriesaft beginnen, gefolgt von einem gesunden Frühstück zwanzig bis dreißig Minuten später.

Darm und Körper sind zwar jetzt gereinigt, aber täglich lagert sich nun wieder alles Mögliche darin ab. Deshalb ist angeraten, Darmkur, Detox oder ärztlich betreutes Heilfasten regelmäßig zu wiederholen. Darüber hinaus freut sich Dein Darm über tägliche Probiotika und, falls Du Dich nicht immer so gesund ernährst, Dein gesamter Körper über natürliche Nahrungsergänzungsmittel mit wertvollen Ballaststoffen und Vitaminen, Mineralstoffen, Fettsäuren und Kräuterextrakten. Ich halte mich hier an eine Mischung. Bei den Mahlzeiten ernähre ich mich so gesund und ausgewogen wie möglich, aber führe außerdem noch Probiotika sowie qualitativ hochwertige Nahrungsergänzungsmittel zu. Zum Beispiel im Herbst Vitamin C als Schutz vor Erkältungen. Lasse Dich bitte dazu vom Arzt oder Apotheker beraten!

Falls Du es mir nachmachen möchtest, dann achte bitte darauf, dass die Produkte so natürlich wie möglich sind. Ich war entsetzt, als ich vor einigen Jahren merkte, dass die meisten Vitaminpräparate chemisch hergestellt sind. In meiner Blauäugigkeit hatte ich angenommen, dass

Vitamintabletten selbstverständlich aus frischem Obst und Gemüse gewonnen werden. Von wegen! Ich kann jedem nur raten, sich aus Liebe zum eigenen Körper an möglichst natürliche Produkte zu halten.

Schlank und rank und zwar sofort!

Wir leben im Zeitalter der sofortigen Bedürfnisbefriedigung. Das heißt wir möchten etwas, aber sofort. Jetzt mal am Beispiel vom Essen erklärt: Als ich ein Kind war, gab es drei Mahlzeiten am Tag, nichts dazwischen. Wenn überhaupt, dann hatten nur die Kinder Zwischenmahlzeiten. Das Brot in der Hofpause oder einen Apfel am Nachmittag. Als Kind hätte ich mich nie trauen dürfen, einfach so an den Kühlschrank zu gehen und mir etwas herauszuholen, weil ich gerade Appetit hatte.

Mittlerweile hat sich da einiges geändert. Die Kühlschränke sind riesig und zum Bersten voll mit Nahrungsmitteln, die nicht für die Mahlzeiten eingeplant sind, sondern für alle Fälle gekauft wurden. Für den Snack zwischendurch. Ein köstlicher Vorrat für Familienangehörige, die sich in Nullkommaichts darüber hermachen wie die Heuschrecken. Einfach, weil die Sachen im Haus sind und sie beim Blick in den Kühlschrank anlachen.

Dieser selbstverständliche Gang zum Kühlschrank oder zur Keksdose, dieser kleine Snack zwischendrin, befriedigt unseren Appetit sofort. Auf der Stelle. Genauso verhält es sich mit kaputten oder nicht mehr ganz so neuen Gebrauchsgegenständen. Sagen wir mal, die Tasche ist kaputt oder sieht nicht mehr so schick aus. Früher hätte man monatelang mit der alten Tasche auskommen müssen, bis zum nächsten Geburtstag oder bis Weihnachten. Dann gab es mit Glück eine neue. Heutzutage möchten wir unser Bedürfnis aber sofort befriedigen. Eine neue Tasche muss her und zwar jetzt! Wir kaufen sie uns entweder selbst oder lassen sie uns schenken, auch ohne Geburtstag oder Weihnachten.

Liebevoll schlank

In fast allen Bereichen unseres Lebens haben wir uns an eine sofortige Bedürfnisbefriedigung gewöhnt. Deshalb neigen wir jetzt dazu, ein so langwieriges Vorhaben wie eine Diät bald wieder aufzugeben. Es dauert uns einfach zu lange. Wir können es ja nicht einmal mehr vom Mittag- bis zum Abendessen aushalten, ohne regelmäßig in unseren Kühlschrank zu schauen. Wie soll's dann erst gehen, wenn es bis zum Wunschgewicht noch Monate dauert?

Wir wollen gleich schlank sein. Heute. Jetzt. Sofort. Der beste Trick ist die optische Täuschung. Wer jetzt noch nicht so schlank ist, wie er das gerne wäre, kann immerhin schon mal schlanker wirken. Hier sind einige Tipps, wie's geht:

Längsstreifen machen bekannterweise optisch schlank. Das könnte ein Kleidungsstück mit vertikal gestreiften Muster sein. Nadelstreifen, zum Beispiel. Du könntest auch ein farbiges Kleid tragen, vielleicht in Rot. Darüber eine andersfarbige offene Jacke, sagen wir mal in Dunkelblau. Wenn Du Dich im Spiegel anschaust, bildet die Jacke zu beiden Seiten je einen dunkelblauen Längsstreifen. Das rote Kleid in der Mitte bildet den dritten Längsstreifen. Am besten nimmt man hier eher gedeckte oder neutrale Töne für außen, also die Jacke, und eine eher auffällige Farbe für die Mitte. So wird das Auge zum Mittelstreifen gelenkt. Du wirkst dadurch deutlich schlanker als Du bist. Das gleiche Prinzip funktioniert auch mit T-Shirt oder Bluse, kombiniert mit einer geöffneten Jacke.

Es gibt wunderschöne Kleider mit Schlankmach-Effekt, bei denen die optische Längsstreifen-Illusion bereits im Muster integriert ist. Meistens ist auch hier jeweils ein breiterer Streifen an den Seiten, kombiniert mit einem andersfarbigen Längsstreifen in der Mitte, das Geheimnis des Musters.

Mit spitz zulaufenden Oberteilen kannst Du ebenfalls geschickt einen Längsstreifen vortäuschen. Auch mit langen Ketten, Tüchern und Schals, einem V-Ausschnitt und im Grunde einfach mit allem, was deutlich von oben nach unten läuft.

Seitlich geraffte oder gebundene Kleider machen Dich optisch schlank, weil die Raffung den Bauch wunderbar kaschiert. Wickelkleider gehören dazu oder auch Dirndlkleider mit seitlicher Schleife an der Schürze.

Im Gegensatz dazu machen Dich Karos und Querstreifen wuchtiger und sollten überall dort vermieden werden, wo Du meinst, nicht schlank oder schmal genug zu sein. Auch doppelt geknöpfte Mäntel und Jacken sind nicht ideal. Sie machen Dich nämlich breiter und mächtiger. Deshalb ist das bei Militäruniformen so beliebt. Soldaten wirken imposant, weil die doppelte Knopfleiste sie optisch verbreitert und ihnen Muskeln und männlich-breite Schultern verleiht, die sie vielleicht gar nicht haben.

Wer abnehmen will, möchte wahrscheinlich schlanker wirken, nicht breiter und imposanter. Wähle also lieber Jacken und Mäntel mit einer einzigen Knopfleiste oder einem Reißverschluss vorne. Das wirkt wie ein Längsstreifen und streckt deshalb optisch. Ist ein Gürtel dabei, geht der Längsstreifeneffekt oft wieder verloren, denn der Gürtel läuft quer. Das gilt ganz besonders, wenn der Gürtel andersfarbig oder auffällig ist. Sehr breite Gürtel können Dir hingegen eine Sanduhrfigur (X-Typ) verleihen.

Auffällige Muster lassen Dich je nach Design schlanker oder deutlich voluminöser erscheinen. Dein wichtigster Ratgeber in Kleiderfragen ist deshalb ein großer Spiegel. Am besten einer, in dem Du Dich von allen Seiten betrachten kannst. Wenn das Kleidungsstück nichts für Dich tut, also nicht das kaschiert, was Du kaschieren möchtest, oder nicht optisch streckt oder verkleinert, was Du strecken oder verkleinern willst, kaufe Dir lieber etwas anderes. Im Zweifel nimm eine Freundin mit zum Einkaufen, die Dich berät. Nicht vergessen: Das Kleidungsstück muss etwas Positives für Dich tun! Also Dich schlank erscheinen lassen, Deine Pluspunkte hervorheben und Nachteile kaschieren. Nur weil es günstig und vielleicht ein Designer-Label ist, solltest Du es nicht kaufen!

Liebevoll schlank

Schwarz macht schlank. Das gilt auch für alle anderen dunklen Farben. Je älter ich werde, desto mehr fühle ich mich in Schwarz aber wie eine Witwe, die Kellnerin oder eine von den Tausenden schwarz gekleideter Menschen auf den Straßen. Kurz gesagt, ich habe einen ziemlichen Widerwillen gegen die Farbe Schwarz entwickelt. Sie macht mich blass, wirft Schatten unter die Augen und lässt mich älter wirken als ich bin. Deshalb halte ich mich zum Schlankwirken viel lieber an Dunkelblau oder einen anderen dunkleren Farbton. Das kombiniere ich dann mit bunten Farben und auffälligen Accessoires an den Stellen, die ich hervorheben möchte.

Bunte Farben wirken optimistisch. Für Dein eigenes Wohlbefinden ist es wichtig, kein mausgraues oder Trauer tragendes Wesen im Spiegel zu sehen, wenn Du einen Blick auf Dich selbst erhaschst, sondern einen Menschen, der positiv durchs Leben geht. So wirkst Du schließlich auch auf andere. Zudem lenken Farben ab. Wenn Du Dir zur dunklen Kleidung eine bunte Blume ins Haar steckst, gucken alle auf die Blume statt auf Deine Hüften. Genauso geht's mit bunten Ohrringen, Ketten, Broschen, Schals oder einer auffälligen Brille. Accessoires sind als fabelhafter Schönheitstrick bekannt, weil sie Blicke auf sich ziehen. Die auffälligen Stücke platzierst Du deshalb nicht dort, wo Deine Schwachstellen liegen, sondern woanders. Dorthin werden dann die Blicke gelenkt – weit weg von Deinen Pölsterchen und unerwünschten Rundungen.

Männer haben es damit etwas schwerer, da sie üblicherweise nicht mit Blumen im Haar durch die Gegend laufen können. Trotzdem gelten all diese Anregungen prinzipiell auch für Herren. Trachtenjanker sind immer eine gute Wahl, denn die haben als Längsstreifen entweder eine bunte Leiste vorne mittig oder eine Knopfleiste mit attraktiven Silber- oder Hornknöpfen. Nadelstreifenanzüge sind wegen ihrer Längsstreifen sehr gut geeignet sowie alles Längliche, das von oben nach unten führt. Ein Schlips, zum Beispiel, ein Streifenhemd, V-Ausschnitte oder Pullis mit

Zopfmuster. Auch für Herren, die schlanker erscheinen möchten, gilt: möglichst keine Karos und auffällige Muster, Querstreifen und doppelt geknöpfte Mäntel und Jacken. Als Ablenk-Accessoire für den Mann käme zum Beispiel ein farbiges Hals- oder Einstecktuch infrage und ansonsten alles Auffällige, das den Blick vom Bierbauch ablenkt – vom roten Ferrari bis zum Rauhhaardackel.

Während dunkle Farben eher schlank machen, machen helle Farben und Muster eher fülliger. So wirken Deine Beine in dunklen Hosen und Strumpfhosen deutlich schlanker als in hellen oder gemusterten. Helle Gewebe sind auch oft durchsichtiger. Deshalb zeichnen sich unter hellen Stoffen meist problemlos die Unterwäsche und ungeliebte Speckröllchen ab, während sie unter dunkleren Stoffen gar nicht besonders auffallen. Ausreden möchte ich Dir helle Farbtöne trotzdem nicht, denn sie sind fröhlich und wirken auf jeden Fall positiver als das ewige Dunkel. Lasse einfach Deinen Wohlfühlfaktor entscheiden!

Stoff ist nicht gleich Stoff. Einige Materialien tragen mehr auf als andere und lassen Dich weniger schlank erscheinen. Das entscheidest Du am besten selbst vor einem großen Spiegel. Immer daran denken, dass das Kleidungsstück etwas für Dich tun muss. Also bitte nicht nur auf das Designerlabel, den günstigen Preis oder den allerneuesten Modetrend achten, sondern darauf, ob das Kleidungsstück Deine positiven Seiten betont und die schlechten hinwegmogelt. Darauf kommt es an.

Wie sieht es eigentlich bei Dir im Kleiderschrank aus? Mach doch mal eine Modenschau und teste vor dem Spiegel, welche Stücke in Deiner Garderobe wirklich etwas für Dich tun oder ob Du sie nur hast, weil Du auf ein Sonderangebot oder einen geschickten Verkäufer hineingefallen bist. Wenn es nichts Positives für Dich tut, kannst Du es getrost in die Altkleidersammlung geben. Jemand anderes freut sich sehr darüber. Aus den restlichen Kleiungsstücken stellst Du eine flotte Grundgarderobe zusammen, die Du beliebig miteinander kombinieren kannst. Manchmal fehlen nur ein, zwei Blusen und ein paar Accessoires für ein totschickes Outfit, mit dem sich auch ein Filmstar gerne auf der Straße zeigen würde. Blättere einfach mal in verschiedenen Modezeitschriften. Dort findest Du bestimmt tolle Looks, die zu Deiner bestehenden Garderobe passen.

Falls Du merkst, dass Du eigentlich am liebsten ganz andere Farben tragen würdest als bisher, dann wirf bitte nicht gleich alles fort. Kaufe Dir ein paar Accessoires in Deinen neuen Lieblingsfarben und kombiniere sie mit dem, was Du bereits hast. So gibst Du erstens weniger Geld aus und kannst zweitens auf Modefarben und -trends eingehen, die sowieso nur eine Saison lang modern sind. Die neuen Kleider kaufst Du Dir dann, wenn Du so viel abgenommen hast, dass Deine jetzige Kleidergröße zu groß geworden ist.

Hier kannst Du Notizen zum Inhalt Deines Kleiderschranks machen und was Du, farblich oder sonstwie, gerne verbessern würdest:

_____

_____

_____

Schreibe bitte hier Deine Ideen auf, welche Deiner Kleidungsstücke und Accessoires Du miteinander kombinieren könntest, um flott zu wirken, den von Dir erwünschten Schlankmacheffekt zu erzielen und von Deinen Problemzonen abzulenken:

_____

_____

_____

_____

_____

_____

_____

Längere Beine gefällig?

Wenn Du Deine Beine optisch verlängern möchtest, sollten sie komplett von einer Farbe bedeckt sein. Zum Beispiel schwarze Strümpfe, schwarze Hosen und schwarze Schuhe. Am besten mit Absatz, denn das streckt auch.

Wenn Du aber statt der schwarzen Strümpfe durchsichtige wählst, dann blitzt zwischen den schwarzen Hosen und den Schuhen deine Haut durch. Das unterbricht das „endlose" Schwarz. Deine Beine wirken dadurch kürzer. Also möglichst alles in einer Farbe, wenn Deine Beine länger wirken sollen.

Wenn Du ein blaues Kleid und passende blaue Schuhe mit Riemchen trägst, dazwischen aber durchsichtige Strümpfe, wirken Deine Beine nicht so lang. Das blaue Riemchen hackt die Beine quasi am Knöchel ab. Das verkürzt optisch. Zum nackten Bein oder durchsichtigen Strümpfen passen hautfarbene Schuhe am besten. Die Farbe heißt oft „Nude", aber wer weiß, welche Namen die Hersteller sich in der nächsten Saison für den Farbton einfallen lassen. Also einfach im Spiegel prüfen, ob die Schuhfarbe zu Deiner Haut- bzw. Strumpffarbe passt. Je ähnlicher, desto länger wirkt Dein Bein.

Auch ein unterschiedlicher Schuhstil verwandelt Deine Erscheinung. Ballerinas haben zum Beispiel genauso wenig Absatz wie flache Treter und Sportschuhe, wirken aber sehr viel eleganter. Auch hier sieht man in Modemagazinen und Schaufenstern sehr gut, welcher Schuh am besten zu dem Outfit passt, das Dir vorschwebt.

Dem Ideal ein Stückchen näher

Die meisten von uns haben ein Vorbild, das wir in Zeitungen, in Film und

Fernsehen oder auf dem roten Teppich bewundern, aber wir selbst sind das nicht. So zu sein ist nur ein Traum. Wirklich?

Da Du sowieso schon dabei bist, Deine Lebens- und Ernährungsweise umzustellen, könntest Du auch Mini-Änderungen vornehmen, die Dich Deinem Ideal näher bringen. Mit jedem Schritt, den Du machst, egal wie klein und zaghaft, geht auch Deine Vorstellung in Richtung Realität. Raus aus dem Land der Träume und rein in Dein Leben! Du kannst es Dir so vorstellen wie ein wunderschönes Schwarz-Weiß-Bild zum Ausmalen. Schritt für Schritt malst Du es bunt, bis es zum Schluss in leuchtenden Farben strahlt und Dein Leben bereichert.

Suche Dir unter all den Berühmtheiten und Royals jemanden aus, wie der Du gerne wärst oder aussähst. Selbstverständlich können Dir auch Abnehmen und eine gesündere Lebensweise kein süßes Stupsnäschen daherzaubern, wenn Du eine Hakennase hast. Es geht also nicht darum, ein Doppelgänger dieser Person zu werden, sondern einen ähnlichen Typ zu repräsentieren. So wie Du Dir Dein zukünftiges Selbst vorstellst und sowieso längst bist – nur dass Du bisher in den Gewohnheiten Deines alten Selbst gefangen warst.

Mit einer ähnlichen Haarfrisur und Kleidung, die entsprechend sexy, elegant, modern, businesslike oder im Boho-Stil daherkommt wie Dein Vorbild, kannst Du viel erreichen. Beim Thema Mood Board habe ich das bereits angesprochen. Es muss übrigens keine Person sein. Genauso gut geht ein Kleidungsstil oder „Typ", der Dein neues, gesundes Selbst am besten repräsentiert.

Wenn Du davon träumst, ein Star wie Dein Lieblingsschauspieler zu werden, funktioniert das ebenso. Folge einfach den Schritten, die Dein Vorbild vor Dir gegangen ist. Melde Dich zum Schauspielunterricht an, lerne Fechten, Singen, Tanzen und Kampfsport, werde in einer Laien-Schauspielgruppe aktiv oder arbeite als Extra beim Film. Vom Träumen allein kommst Du nämlich nicht dorthin, wo Du gerne wärst. Werde aktiv und mache täglich ein paar Mini-Schritte in die richtige Richtung – dann passieren die erstaunlichsten Dinge.

Wichtig ist vor allem, Deine Aktion nicht auf morgen zu verschieben. Sonst besteht die Gefahr, dass Dein Traum nie in Erfüllung geht. Je eher Du in Aktion trittst und ihn wahr werden lässt, desto stärker bleibst Du inspiriert und desto weniger besteht die Gefahr, dass Du aufgibst – auch wenn Du das ersehnte Ziel noch längst nicht erreicht hast. Es geht nicht um eine totale Veränderung von heute auf morgen. Aber wenn es Dein heimlicher Wunsch ist, zu wirken wie Audrey Hepburn, dann betrachte Dir doch einmal Fotos von ihr. Aus ihren Filmen und aus ihrem Leben. Was gefällt Dir und was nicht? Welche Art von Schmuck trägt sie, welche Accessoires? Wie hat sie ihr Haar gestylt und welche Absatzhöhe bevorzugt sie? Wie bindet sie ihre Tücher, damit sie so elegant wirken? Das Internet oder Modezeitschriften geben dazu ebenfalls viele tolle Hinweise. Selbstverständlich suchst Du Dir nur die guten Eigenschaften Deines Vorbilds aus. Gerade Berühmtheiten haben ja leider oft einen schrecklichen Lebenswandel mit Drogen, exzessiven Partys und allen möglichen sonstigen Ausschweifungen, die wirklich nicht gut für Deinen Körper und Dein seelisches Wohlbefinden wären. Also suche Dir bitte nur die Schönheiten dieser Person heraus, wunderbare Eigenschaften wie Großzügigkeit, Nächstenliebe und ein zauberhaftes Lächeln, und ignoriere den Rest.

Und dann, Schritt für Schritt, probierst Du das alles mal aus. Das tolle Lächeln, die Nächstenliebe, den Kleidungsstil ... Blicke strahlend in die Welt und spendiere dem Obdachlosen an der Straßenecke einen Tee. Beim Kleidungsstil reicht es erst mal, dies und das im Kaufhaus vor dem Spiegel anzuprobieren, ohne es zu kaufen. Einfach mal gucken, wie es Dir steht. Das, was schon jetzt in Dein Leben passt, kannst Du dann nach und nach einbringen. Sicher lassen sich Accessoires und Kleidungsstücke, die Du bereits besitzt, entsprechend nutzen oder ändern. Manchmal reicht ja ein flottes Tuch oder eine neue Rocklänge, um einen Look total zu verändern. Eine schicke Frisur kommt immer gut an und lenkt von etwaigen Fettpölsterchen ab.

Für Männer gilt das auch, egal ob sie lieber wie James Bond oder Jay Z daherkommen würden. Einfach den Look kopieren. Wie schon gesagt, machen Längsstreifen und V-Formen schlank: alles mit V-Ausschnitt wie zum Beispiel ein Blazer; geöffnete Jacken oder Hemden mit einem andersfarbigen T-Shirt darunter; längsgestreifte Hemden; Pullover mit Zopfmuster; ein Schal, der herunterhängt und somit einen Längsstreifen kreiert. Wenn Dir etwas breitere Schultern lieber wären, dann wähle am besten eine Jacke mit Schulterpolstern. Auch doppelreihige Jacken und Mäntel machen den Oberkörper imposanter, aber auch wuchtiger. Du müsstest mit einem guten Blick in den Spiegel abwägen, ob das Dein momentanes Mehrgewicht nicht zu sehr hervorhebt.

Hast Du ein Vorbild, wie das Du gerne aussehen willst oder dessen positive Eigenschaften Du gerne hättest? Hier kannst Du aufschreiben, wer das ist, was Du an ihm bewunderst und wie er sich kleidet. Falls Dir keine spezielle Person vorschwebt, welche Moderichtung gefällt Dir besonders gut? Passt dieser Kleidungsstil bereits zu Deiner jetzigen Figur und Deinem jetzigen Typ oder möchtest Du Dich lieber in vorsichtigen Mini-Schritten annähern? Eine schicke neue Frisur, ein Einstecktuch oder auffälliger Modeschmuck ... Hauptsache es macht Spaß!

Kapitel 5 — Aktion

Die Hälfte ist schon geschafft

Wenn Du von hier nach dort willst, also vom jetzigen Gewichtsproblem zum Wunschgewicht, dann gliedert sich der Weg dorthin in 3 Phasen.

Phase 1

In Phase 1 entsteht das Problem. Oft so langsam, dass Du es zunächst überhaupt nicht bemerkst. Selbst wenn Du es realisierst, lebst Du eigentlich ganz gut damit. Du gewöhnst Dich daran und gestaltest Dein Leben um das Problem herum, sodass es Dir überhaupt nicht wie ein Problem erscheint. Oft kommen hier Elemente der Selbsttäuschung hinzu. Zum Beispiel siehst Du zwar im Spiegel,

Schritt Schritt zum Ziel

dass Du dicker geworden bist, und merkst es auch an der Kleidergröße. Doch solange Du überall mithalten kannst und die anderen in Deinem Bekanntenkreis vielleicht auch eine ähnliche Figur haben, siehst Du das Problem nicht als Problem an. Vielleicht bist Du trotz des Mehrgewichts sogar die oder der Schlankste in der Familie.

Viele Übergewichte täuschen sich selbst solange wie möglich. Zum Beispiel reden sich Männer mit Bierbauch gerne ein, noch immer die Figur zu besitzen, die sie vor zwanzig Jahren hatten — denn der Gürtel von damals passt ja noch. Das liegt aber meistens daran, dass sie ihn mittlerweile unter dem Bauch gürten. Der Bierbauch hängt drüber.

Dich selbst über Dein Zuviel an Gewicht zu täuschen ist also sehr menschlich. Kommen bei Dir jetzt Zipperlein wie ein erhöhter Blutdruck und Kurzatmigkeit hinzu, bringst Du die Beschwerden noch längst nicht unbedingt mit Deiner Gewichtszunahme in Verbindung – selbst wenn Du die Wahrheit ahnst. Du machst Dir selbst vor, Du würdest eben älter. Oder es läge am Wetter, der Hitze, der Luftfeuchtigkeit oder sonstwas.

Ab jetzt vermeidest Du Situationen, in denen Kurzatmigkeit auftritt. Das führt dazu, dass Du nun mit dem Auto zum Einkaufen fährst, statt die Tüten zu Fuß nach Hause zu tragen wie früher. Unterbewusst weißt Du längst, dass Du ein Problem hast. Du bist gefrustet. Schokolade muss her! Da Du wegen Deiner Figur eher dunkle oder lässig-weite Kleidung bevorzugst, fällt ein Kilo mehr oder weniger nicht auf. So kannst Du auch eine extra Portion Deiner Lieblingspralinen essen, ohne dass man es sofort sieht.

Hier kannst Du aufschreiben, wie Dein Gewichtsproblem mit der Zeit entstanden ist:

_____

_____

_____

_____

_____

_____

_____

_____

_____

Hast auch Du Verdrängungstaktiken benutzt, um Dein Gewichtsproblem nicht ganz so offensichtlich zu machen und es Dir vielleicht auch selbst nicht so recht einzugestehen?

_____

_____

_____

_____

_____

_____

_____

_____

Phase 2

Nachdem das Gewichtsproblem so oder ähnlich entstanden ist, erkennst Du in Phase 2, dass es so nicht weitergeht. Meistens gibt es dafür einen Auslöser. Dein Arzt könnte Dir nahegelegt haben, aus gesundheitlichen Gründen zehn Kilo abzunehmen. Du bekommst einen Heiratsantrag und möchtest auf den Hochzeitsfotos eine Traumfigur haben. Oder kannst Du kaum fassen, dass der dicke Tourist im Urlaubsvideo Du selbst bist?

Was immer der Grund war, die Entscheidung ist gefallen: Du willst abnehmen. Doch wie? Dein erster Schritt ist, Dich zu informieren, wie Du am besten zum Ziel kommst. Am liebsten schnell und mühelos. Deshalb fällt bei so vielen Abnehmwilligen das Augenmerk auf Diäten, die in sehr kurzer Zeit große Resultate versprechen. Da Du gerade dieses Buch liest, ist schon einmal klar, dass Du Dich genau hier befindest, am Ende von Phase 2.

Ganz herzlichen Glückwunsch! Du hast Dein Problem erkannt und Dich dafür entschieden, etwas zu ändern. Die ersten beiden Phasen hast Du bereits hinter Dich gebracht. Zwei Drittel sind geschafft!

Was war der Auslöser, warum Du Dich zum Abnehmen entschieden hast? Der Blick in den Spiegel oder auf Urlaubsfotos, ärztlicher Rat oder ein peinliches Erlebnis, vielleicht sogar eine Kombination? Schreibe alles hier auf. So kannst Du in Zukunft nie mehr vergessen, warum Du Dich zu einem gesunden, schlanken Selbst entschieden hast. Dorthin willst Du nicht zurück.

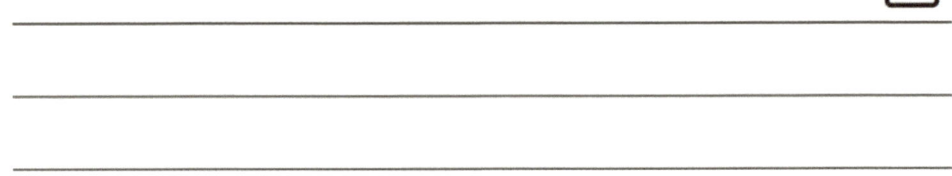

_____

_____

_____

_____

_____

_____

_____

_____

_____

_____

Phase 3

Jetzt geht es um Phase 3: Aktion. Also Handlung. Tun. Ohne selbst tätig zu werden, wirst Du nicht schlank und gesund. Viele Menschen wählen scheinbar mühelose Abnehm-Methoden wie eine Magenverkleinerung, Fettabsaugung, Schlankpillen und ähnliches. All das bewirkt aber, dass sie ihre ungesunde Ernährung beibehalten. Von Selbstliebe und Sorge für Körper und Seele ist bei solchen Methoden nicht die Rede. Man möchte weitermachen wie bisher. Den Rest sollen Abnehmpillen oder die Wunder-Operation lösen. Vorsicht: Diese Wunschvorstellung ist auf dem Mist des inneren Schweinehunds gewachsen! Klar, dass der Faulpelz Dich lieber unters Messer schickt als auf Dolce Vita und die geliebten Süßigkeiten zu verzichten.

Der springende Punkt bei allem, das zum Erfolg führen soll, ist das Tun. Die wunderbarsten Träume und Vorsätze nutzen nichts, wenn es beim schönen Traum bleibt. Du musst aktiv werden, in Aktion treten.

Aktion ist ein anderes Wort für Tun. Ohne Tun läuft nichts. Weg vom Traum, runter vom Sofa. Schritt für Schritt aktiv zum Erfolg.

Du kannst sehr viele Dinge zum Guten verändern! Zum Beispiel mehr Sport, Fitness und Bewegung in Dein Leben bringen; gute Alternativen für schlechte Gewohnheiten finden; Ying und Yang – bewusst auf eine ausgewogene Lebens- und Ernährungsweise achten; freudig die nötigen Vorbereitungen treffen; ein positiver neuer Look; die Lust am Kochen neu entdecken. Je positiver alles wird, desto optimistischer blickst Du in die Zukunft: Dein Vorhaben wird gelingen!

Hier möchte ich Dir gerne die Geschichte erzählen, wie ich mir damals das Rauchen abgewöhnt habe. Das war so:

„Kind", sagte mein Vater, als ich Mitte zwanzig war. „So viel wie du rauchst, findest Du nie einen Mann ..."

So ähnlich hatte ich das schon zig Mal von ihm gehört. Ums Heiraten machte ich mir keine Gedanken, deshalb reagierte ich zunächst einmal nicht.

„... und deshalb zahle ich Dir einen Besuch bei einem Hypnotiseur."

Oha! Interessiert hob ich den Kopf. Das war jetzt ganz etwas anderes. Eine Hypnose zu bekommen klang total interessant! Ich nahm sein Geschenk also begeistert an, obwohl ich nicht die leiseste Absicht hatte, mit dem Rauchen aufzuhören. Jeder, den ich damals kannte, rauchte. Aber eine richtige Hypnose mitzuerleben, das wollte ich schon.

Der Hypnotiseur hatte eine Praxis in Berlin, aber zwei Mal im Jahr begab er sich auf Tour und hielt seine Hypnosesitzungen in Hotels ab. In meinem Fall in einem Hotel in Mannheim. Als ich eintraf erfuhr ich, dass es keine Einzelsitzung war, wie ich es mir vorgestellt hatte, sondern eine Gruppenhypnose. Sofort hatte ich Zweifel. In der Gruppe? Das würde bestimmt nicht klappen, mit lauter fremden Menschen!

Das Ganze dauerte etwa zwei Stunden. In der ersten Stunde saßen wir im Kreis und besprachen, warum wir mit Rauchen aufhören wollten. Da wurden die ganzen bekannten Gründe angeführt. Häufiger Husten; ungesund; zu teuer; gelbe Finger ... Dann sollten wir sagen, was wir uns erhofften, wenn wir mit dem Rauchen aufgehört hatten. Fitness und Gesundheit wünschten sich viele. Dass sie wunderbar riechen würden, statt eklig nach Nikotin. Dass sie gesunde Kinder gebären würden.

Zum Schluss wurden wir gefragt, wovor wir Angst hätten, wenn wir nicht mehr rauchten. Viele hatten die große Sorge zuzunehmen und als Zigarettenersatz zu viel zu naschen, unter großen Entzugserscheinungen zu leiden oder ihren Freundeskreis zu verlieren, denn alle ihre Freunde rauchten.

Nachdem wir uns den anderen gegenüber offenbart hatten, erklärte uns der Hypnotiseur, dass es positive und negative Suggestionen gäbe. Dauerhaft hört unser Unterbewusstsein nur auf die positiven, sagte er. Alles Negative hält nur kurzzeitig an. Ein Beispiel seien diese Hypnose-Shows, die es damals in Diskotheken gab. Dort würde dem Freiwilligen auf der Bühne eingeredet, er fände Zigaretten zum Speien ekelhaft. Dann gab man ihm eine Zigarette zu rauchen. Sofort würde ihm – sonst Kettenraucher – unter der Hypnose übel.

Das sei eine negative Suggestion, erklärte uns der Hypnotiseur. Dem Freiwilligen würde eingeredet, Rauchen sei schlecht. Zwar reagiere das Unterbewusstsein kurzzeitig darauf, aber über kurz oder lang weigere es sich, weiterhin auf etwas so Negatives zu hören. Der Hypnotisierte fänge darum nach ein paar Wochen wieder an zu rauchen. Deshalb, so sagte unser Hypnotiseur, würde er unserem Unterbewusstsein ausschließlich Positives suggerieren. Darauf höre es gerne und auf Zeit.

Er drückte auf den Knopf seines Kassettenrecorders. Eine angenehm entspannende Melodie erfüllte den Raum. Jetzt sollten wir unsere Augen schließen – wir saßen einander gegenüber auf Stühlen – und uns gänzlich entspannen. Im Grunde ähnlich wie beim Autogenen Training.

„Mein Arm wird schwer", suggerierte er uns. „Meine Beine sind ganz schwer."

Wobei natürlich nicht seine Beine gemeint waren, sondern wir sollten uns das für uns selbst vorstellen und es dann entsprechend empfinden.

„Meine Augenlider sind schwer", sagte er. „So schwer, dass ich sie nicht mehr öffnen kann."

Zack öffnete ich meine Augen, um zu testen, ob es stimmt, was er sagte. Sie gingen völlig problemlos auf. Gleichzeitig sah ich, dass auch viele der anderen Teilnehmer ihre Augen geöffnet hatten. Mist, die Hypnose wirkte kein Stück! Nicht mehr ganz so entspannt, wie ich es wahrscheinlich sein sollte, schloss ich meine Augen wieder.

Nun ging es mit den positiven Suggestionen los. Wir sollten uns alle vorstellen, dass wir schon seit zehn Jahre nicht mehr rauchen. Wir seien gerade am Strand und machten einen Spaziergang. Wir sollten uns selbst sehen; schlank, gesund und ohne Atemnot. Nicht mehr zu rauchen war damals ganz leicht gewesen, wir denken gar nicht mehr daran ... Er führte jeden einzelnen Punkt an, den wir im Vorfeld besprochen hatten, wovor wir Angst gehabt hatten – und nichts davon war eingetroffen.

Als die Hypnose ihrem Ende zuging sagte er, wir sollten uns bitte alle in einer Reihe aufstellen. Er würde dann zu jedem Einzelnen gehen, um ihn wieder aus der Hypnose herauszuholen. Dafür würde er etwas sagen und uns kurz an die Stirn tippen. In dem Moment würden wir dann zusammensacken. Aber keine Sorge, er würde uns halten.

Als eine der letzten in der Reihe konnte ich gut beobachten, wie tatsächlich einer nach dem anderen in sich zusammensackte, sobald der Hypnotiseur ihn an die Stirn tippte. Bei mir würde das bestimmt nicht passieren, denn ich war ja überhaupt nicht hypnotisiert gewesen! Davon war ich felsenfest überzeugt – bis er mich an die Stirn tippte und ich wie ein Sack nach unten ging.

Das ist jetzt 35 Jahre her und ich bin nach wie vor Nichtraucherin,

Liebevoll schlank

obwohl ich damals überhaupt nicht mit Rauchen aufhören wollte. So geht's manchmal im Leben. Der springende Punkt bei der Geschichte ist, dass ich seitdem weiß, wie sehr uns Positivität beeinflusst. Wie sehr wir uns von schönen Zukunftsbildern leiten lassen – und eines Tages werden sie wahr. Ich bin schon oft genau so am Strand entlang gelaufen wie ich es mir damals vorgestellt habe. Das mag in diesem Fall an der Hypnose liegen, aber auch sonst ist mein Leben voller glücklicher Momente, die ich mir vorher so oder sehr ähnlich vorgestellt hatte.

Wenn Du Dir etwas Schönes, Positives vorstellst als sei es bereits so eingetroffen, in der Fantasie diesen schönen Moment dankbar erlebst und mit der entsprechenden Aktion begleitest, dann bewegst Du Dich darauf zu. Du machst automatisch Schritte in die richtige Richtung, hin zu diesem schönen Zustand. Wenn Du Dich für das Falsche entscheidest, merkst Du das. Es liegt an Dir, auf wen Du hörst. Auf den inneren besten Freund, der Dir mit Sicherheit den richtigen Weg deutet, oder auf die Versuchung.

Da dieses Buch ein Abnehmratgeber ist, mal ein Beispiel zum Thema Essen: Du willst abnehmen und kannst zwischen Bratwurstsemmel und einem bunten Salatteller mit Lachs und Ei wählen. Die richtige Wahl – also gesund und schlank machend – wäre der Salat. Die falsche Wahl – vitaminlos und kalorienreich – ist die Bratwurstsemmel. Wähle den Salat! Dann bleibst Du auf dem sicheren Weg zu Wohlfühlkörper und Wunschgewicht!

Wahrscheinlich jammert der innere Schweinehund nun so etwas wie: „Die Bratwurst schmeckt aber soooooo köstlich! Riech nur mal, wie sie duftet!"

Gleichzeitig erfüllt Dich der Stolz, die richtige Entscheidung getroffen zu haben. Deinem Ziel ein Stückchen näher gekommen zu sein. Das ist so ähnlich wie Ethan Hunt, der erfolgreich einen Verfolger abgehängt hat. Natürlich ahnst Du, dass der nächste schon um die Ecke lauert. Aber gleichzeitig weißt Du auch, dass Du das wieder meistern kannst, denn Du hast es diesmal auch geschafft.

Falls Du Dich vom inneren Schweinehund dazu verführen lässt, die Bratwurstsemmel zu wählen, spürst Du, dass dies gerade die falsche Wahl ist. Du gehst bei vollem Bewusstsein vom Weg ab, aus welchen Gründen auch immer. Erfahrungsgemäß war es die Bratwurst hinterher nicht einmal wert, diese Wahl getroffen zu haben. Nun hast Du ein schlechtes Gewissen und fühlst Dich als Versager.

„Wusste ich's doch, dass Du das nicht hinkriegst", raunt der kleine Teufel.

Sobald Du die falsche Entscheidung triffst und den Weg verlässt, der zu Deiner positiven Zukunftsvision führt, fühlst Du Dich schlecht. Deshalb kehrt marsch und zurück auf den richtigen Weg. Dort ist es auch nicht so leicht, aber über Dir strahlt die Sonne der Positivität.

Machst Du Dir Sorgen wegen der Aktion? Weißt Du nicht, ob Du das wirklich schaffst? Schreibe hier mal ein paar der Bedenken auf, die Dir durch den Kopf geistern. Du wirst schnell merken, dass sie alle aus dem Mund des kleinen Teufels und des inneren Schweinehundes kommen. Wenn Du sie aufgeschrieben hast, dann drehe sie einfach in etwas Positives um. Also zum Beispiel:

„Ich schaffe das sowieso nicht!" – „Klar schaffe ich das!"

„Gemüse schmeckt scheußlich!" – „Ich entdecke so viele gesunde, köstliche Gerichte!"

„Diät zwängt mich ein!" – „Meine neue Ernährungsweise ist vielfältig und schmeckt so gut!"

Sobald Dir die beiden Fieslinge etwas Gemeines oder Negatives zuflüstern, machst Du sie mit Deiner positiven Antwort mundtot.

☑

_____

_____

_____

_____

_____

_____

_____

_____

Das Universum hilft mit

Viele Menschen bitten das Universum um Mithilfe. Mit Universum kann die Welt um uns herum gemeint sein. Auch der Himmel, Gott, Spirit oder eins der himmlischen Geschöpfe und vieles mehr. Du entscheidest, was „Universum" für Dich bedeutet, aber Dein Wunsch dorthin sollte richtig formuliert sein.

Dein Wunsch sollte ...

- in der Gegenwart geschrieben sein, als sei er bereits erfüllt

worden
- mit einem Gefühl verbunden sein
- nicht aus einem Mangel heraus erfolgen
- keine Zweifel enthalten
- so konkret wie möglich sein
- keine „weg von"-Formulierungen enthalten
- keine Verneinungen enthalten
- nur für den Bittenden selbst gelten
- einen Dank beinhalten

Hier mal ein paar Beispiele für falsches und richtiges Wünschen:

„Ich möchte gerne schlank sein und gesund leben. Nicht mehr so ungesund wie jetzt."

Dieser Wunsch ist nicht so formuliert als sei er bereits erfüllt. „Ich möchte gerne ..." bedeutet, dass Du etwas für Deine Zukunft möchtest, aber jetzt noch nicht hast. Hier wird ein Mangel deutlich. Wenn Du sagst, was Du Dir für die Zukunft wünschst, dann sagst Du gleichzeitig, dass Du das jetzt noch nicht hast. Das „nicht mehr so ..." ist eine „weg von"-Formulierung.

Hier ein Vorschlag für eine bessere Formulierung: „Ich bin schlank und lebe gesund. Meine gesunde Lebensweise fällt mir leicht und macht mir viel Spaß." Anschließend bedankst Du Dich beim Universum dafür.

Sieh Dich selbst so vor Dir, während Du den Wunsch formulierst, und spüre in Dich hinein, wie glücklich Du Dich mit der neuen Figur und der gesunden Lebensweise fühlst. Gerne kannst Du Deinen Wunsch auch in ein Wunschbuch schreiben oder in einer Wunschdose verwahren. Führe Dir die schöne Vision möglichst regelmäßig vor Augen. Das Glück und die Dankbarkeit, die Du dabei empfindest, es bereits erreicht zu haben.

Liebevoll schlank

Ganz wichtig: Bitte unternimm bereits jetzt die nötigen Schritte in die richtige Richtung. Ohne diese Schritte bleibt Dein Wunsch nämlich eine Vision. Das wäre so wie wenn Du Dir vor der Fahrt in die überfüllte Stadt einen Parkplatz wünschst und dann gar nicht ins Auto steigst.

Wenn Du Dich in Deiner Vision schlank und aktiv in der Natur vor Dir siehst, dann nichts wie raus ins Freie. So wie in Deiner Vorstellung. Dabei geht es um eine schrittweise Annäherung an Dein Wunschbild und nicht um die sofortige Komplettversion. Falls Du also heimlich davon träumst, irgendwann einmal in den Alpen zu kraxeln, dann reicht für den Anfang ein schöner Spaziergang den Hügel hoch. Ziehe Erkundigungen ein, wo man in der Nähe einen Kletterkurs machen kann und lasse Dich beraten, was für Dein Gewicht und Fitnesslevel passend ist. So kommst Du Deiner Wunschvorstellung Schritt für Schritt, mit Spaß und vor allem gesund näher.

Wenn Du Dich als fabelhafte Gastgeberin vor Dir siehst, die für ihre appetitlichen, gesunden Häppchen bekannt ist, dann mache Dich auf die Suche nach den entsprechenden Rezepten oder erfinde welche. Bereite ein Tablett voll zu und überrasche Deine Familie und Freunde damit. Vieles von Deiner Vision steckt bereits in Dir und liegt auch jetzt schon – noch etwas eingeschränkt – im Rahmen Deiner Möglichkeiten. Der Rest kommt dann schon, nach und nach.

Du isst zu wenig Obst und Gemüse? Eine gute Wunschformulierung wäre hier: „Ich esse viel Obst und Gemüse und bin dankbar, wie gut das meinem Körper tut."

Stelle Dir dabei vor, wie Du lächelnd zu Obst und Gemüse greifst. Wie frisch das schmeckt und wie gut es Dir dabei geht. Auch hier ist wichtig, Deiner Wunschvision so nah wie möglich zu kommen. Wenn Du Dich den ganzen Tag lang nur mit Brötchen und Salami umgibst, dann wird das nichts. Wie sollst Du glücklich lächelnd zu Obst und Gemüse greifen können, wenn Du gar kein Obst und Gemüse im Haus hast? Also kaufe bitte Obst und Gemüse ein und richte es appetitlich her. Also so, wie es Dir schmecken würde, so dass Du wirklich Lust zum Zugreifen hast. Und jetzt sorge dafür, dass ständig so ein Teller mit köstlichen Obst- oder Gemüsehäppchen in Deiner Nähe steht.

Falls Du Kinder hast, weißt Du bestimmt, dass Du so viele rote Äpfel in die Obstschale legen kannst wie Du willst – Deine Kinder rühren sie wahrscheinlich nicht an. Schneidest Du die Äpfel aber in mundgerechte, appetitliche Schnitze, ist der Teller ratzfatz leer. Das gilt nicht nur für Kinder, sondern auch für Erwachsene. Wenn es mühsam ist, etwas zu essen – weil Kerne drin sind oder sonstwas – dann isst man lieber gar nichts oder etwas anderes. Liegt es aber in praktischen kleinen Bissen vor einem und sieht appetitlich aus, kann man nicht widerstehen.

Auf Cocktailpartys kannst Du das bestens beobachten. In Windeseile sind die Platten leer, die herumgereicht werden. Die Häppchen sehen köstlich aus und passen perfekt in den Mund. Also bereite Dir gesunde „Cocktailpartyhäppchen" zu, wenn das bei Dir besser rutscht. Dekoriere Teller und Platten nach Lust und Laune, denn das Auge isst bekanntlich mit. Manchmal muss man sich einfach selbst ein wenig austricksen. Wenn es Dir diesmal Spaß gemacht und geschmeckt hat, greifst Du beim nächsten Mal bestimmt noch begeisterter zu. Denn sowohl Dein Herz als auch Dein Hirn haben mitgekriegt, dass Dir das gesunde Essen gefallen hat – und möchten mehr davon!

Nochmal zusammengefasst: Male Dir eine positive Vision von Deinem zukünftigen Selbst aus. Nun schicke Deinen Wunsch voll Dankbarkeit an das Universum, so als sei er bereits eingetroffen – und dann unternimm sofort die nötigen Schritte, um Dich Deiner Vorstellung bereits heute größtmöglich anzunähern.

Hier kannst Du ein paar positive Wunschformulierungen üben:

_____

_____

_____

_____

_____

_____

_____

_____

Ja, aber ...

Bei Deiner jetzigen ungesunden Lebensweise hast Du Dir bestimmt alles so eingerichtet, dass es schön angenehm ist und bequem in Dein Leben passt. Im Grunde wie ein Schiff, das seit geraumer Zeit gemütlich im Hafen schaukelt. Ein Schiff ist aber nicht dafür da, immer nur im Hafen zu liegen. Es muss raus auf hohe See, wo es auch mal richtig stürmisch werden kann und alle möglichen spannenden Abenteuer warten. Dreht es dann sofort wieder um und fährt schnurstracks zurück in den sicheren Hafen? Selbstverständlich nicht! Wenn Du mit dem Auto von Hamburg nach Frankfurt fährst, drehst Du auch nicht um, nur weil unterwegs mal ein Stau kommt.

Genauso verhält es sich, wenn Du in Aktion trittst und Dich auf einen neuen, gesünderen Lebensweg begibst. Du musst damit rechnen, dass auch mal größere Wellen oder ein Sturm aufkommen. Das ist völlig normal und gehört dazu. Wenn Du lieber auf seichteren Gewässern dahinplätscherst, ändere nicht sofort alles auf einmal. Gehe gemächlich vor. Von Zeit zu Zeit kannst Du eine neue Veränderung einführen, immer in kleinen Schritten. So kommst Du genauso ans Ziel wie der, der alles schneller oder auf einen Schlag umstellt. Nur eben entsprechend später.

Du willst es wahrscheinlich nicht gerne hören, aber üblicherweise bist Du selbst schuld, wenn Dein Plan nicht klappt. Das sollte Dir klar sein. Höhere Gewalt, Unfälle und ähnliches einmal ausgenommen.

„Ich wollte ja, aber ...", wendest Du vielleicht ein, doch normalerweise hättest Du ablehnen können. Fasse Dir ein Herz! Habe den Mut, auch mal klar: „Nein!" zu sagen. Wenn Du Dich das nicht traust, dann hast Du es selbst vermasselt, dass Du mit dem Abnehmen zurückfällst – und das nur, weil Du es jemandem recht machen wolltest, dem es wahrscheinlich nicht mal wichtig war, ob Du „Ja" oder „Nein" sagst.

Bitte verwechsele die Hartnäckigkeit anderer nicht mit einem echtem Interesse an Dir. Nehmen wir mal die Situation, wo die Dir Gastgeberin ein Stück Torte anbietet. Dankend lehnst Du ab, doch sofort fängt sie an, zu drängeln.

„Ich schneide auch ein extra kleines Stück ab", sagt sie vielleicht. „Zum Geburtstag gehört doch eine Torte dazu!"

Du lehnst erneut ab.

Jetzt gibt sie erst recht nicht auf. „Ich habe sie doch extra gebacken! Nur ein ganz kleines Stück, mir zuliebe!"

Dies ist der Moment, in dem Du ziemlich wahrscheinlich klein beigibst und den Kuchen entgegen nimmst. Die Gastgeberin meint es gut mit Dir und hat sich solche Mühe mit dem Kuchenbacken gegeben, sagst Du Dir.

Liebevoll schlank

Doch hat sie eigentlich Interesse an Dir und Deinen Wünschen gezeigt? Nein, im Gegenteil. Stattdessen hat sie all ihre Überredungskünste daran gesetzt, Dich von Deinem ausdrücklichen Wunsch abzubringen, und hat Deine guten Vorsätze schließlich mit eiserner Hartnäckigkeit und einem im richtigen Moment eingeworfenen: „Tu's mir zuliebe!" zur Strecke gebracht.

Jetzt reibt sie sich innerlich die Hände, weil sie Dich gegen Deinen Willen überzeugt hat. Aber an Dich, an Dein Wohlbefinden, hat sie nicht gedacht, sondern ausschließlich an sich. Das kann man gut verstehen. Als sie den Kuchen gebacken hat, hatte sie sicher eine herrliche Vision im Kopf, wie köstlich alle ihre Geburtstagstorte finden würden und wie viel Lob sie dafür bekommt – und nun kommst Du und vermasselst ihr die schöne Vision, weil Du nichts davon essen willst.

Aber wer hat denn nun eigentlich etwas davon, dass Du „Ja" gesagt und die Torte gegessen hast? Du schon mal nicht, denn Du wolltest es nicht und ärgerst Dich jetzt wahrscheinlich schwarz, dass Du trotzdem klein beigegeben hast. Außerdem setzen Dir der kleine Teufel und der innere Schweinehund nun elendig zu, dass Du jetzt sowieso schon alles vermasselt hast und deshalb gleich ganz mit der Diät aufhören kannst.

Auch die Gastgeberin hat außer einem momentanen Mini-Triumph nichts von ihrem Sieg, denn sie weiß, dass Du die Torte eigentlich gar nicht wolltest und erst mühsam überredet werden musstest. Vielleicht ärgert auch sie sich schwarz über sich selbst, weil sie keine gesunde Alternative zur Auswahl hatte. Schließlich hat sie Dich nicht vorab gefragt, ob Du überhaupt Torte willst. Es gibt wahrhaft genug Menschen auf der Welt, die aus den verschiedensten Gründen nichts Süßes oder Fettes essen.

Mein Tipp, falls Dich jemand auf diese Weise in die Enge treiben möchte: Behaupte einfach, Dein Arzt hätte gesagt, dass Du Süßes und Fettes vermeiden sollst – was er wahrscheinlich tatsächlich getan hat.

Und dann bleibe auch dabei. Solange alle Welt informiert ist, dass Du auf ärztlichen Rat handelst, schwatzt Dir keiner Fritten oder Schokomousse auf.

Solche Situationen sind nur kleine Unwetter, durch die Dein Schiff ab und zu mal durch muss, nachdem es den sicheren Hafen verlassen hat. Bitte lasse nicht zu, dass Du bei der ersten Windböe kenterst und sinkst - schon gar nicht, um dem Ego eines anderen zu gefallen.

Fällt Dir spontan eine ähnliche Situation ein, bei der Du nachgegeben hast oder stark geblieben bist?

Schlechte Vorbereitung

Schlechte Vorbereitung hast Du Dir selbst zuzuschreiben. Es gibt immer mal überraschende Momente, wo Freunde Dich in die Pizzeria zerren. Aber üblicherweise weißt Du, dass Du ausgehst, eingeladen bist oder die Konferenz auch länger dauern könnte als angekündigt. Also mache es Dir zur Gewohnheit, Dich für den Fall der Fälle vorzubereiten. Packe eine gesunde Notration für überraschende Hungerattacken in Deine Tasche. Auch etwas zum Ablenken ist sinnvoll, damit Du in der Not nicht gleich emotionsgeladen in den nächsten Laden stürzt, um einen Schokoriegel zu kaufen. Ein interessantes Buch oder ein Geschicklichkeitsspiel auf dem Handy vielleicht. Bei Einladungen macht es Sinn, vorab mit den Gastgebern zu besprechen, dass Du leicht und gesund essen möchtest.

Halte bitte aktiv Ausschau nach leichten Rezepten, die zu Deiner neuen, gesunden Ernährungsweise passen. Dann hast Du irgendwann ein schönes Repertoire an Lieblingsrezepten parat, die Du zu der Feier beisteuern kannst, bei der Du eingeladen bist. Bitte zerbrich Dir gar nicht erst den Kopf darüber, ob es peinlich sein könnte, einige Sonderwünsche bezüglich Deines Essens oder der Getränke zu haben. Viele Menschen mit Nahrungsmittelunverträglichkeiten bringen längst ihre gluten- oder laktosefreien Produkte mit oder bitten den Gastgeber, entsprechend zu kochen. Auch auf Allergien oder religiös bedingte Wünsche stellt sich jeder Gastgeber gerne ein, und wenn der Arzt Schonkost verordnet hat sowieso. Wichtig ist nur, dass er rechtzeitig Bescheid weiß und nicht auf den letzten Drücker eine Extrawurst herzaubern soll.

Auch beim Restaurantbesuch kannst Du sehr praktisch schon vorab im Internet die Karte studieren und bereits zu Hause entscheiden, welches Essen Du wählst. Fast alle Restaurants bieten kleine Portionen oder Seniorenteller an. Fülle bitte grundsätzlich die Hälfte Deines Tellers mit Salat oder Gemüse – zu Hause wie im Restaurant – und iss das dann auch komplett auf. Also nicht nur den salat- und gemüsefreien Teil auf dem Teller.

Bevor Du sagst: „Ich würde gerne, aber es geht ja nicht", frage Dich einmal selbst, ob es denn wirklich nicht geht oder ob Du Dir nur etwas vormachst. Ist Dein Boss tatsächlich so sauer oder wirst Du womöglich entlassen, wenn Du bei der Firmenfeier die übliche Schnapsrunde nicht mitmachst? Würde Deine Schwiegermutter wirklich einen Herzinfarkt kriegen, wenn Du ihre Kartoffelknödel links liegen lässt?

Du kreierst Deine Zukunft selbst und bist verantwortlich dafür, ob Du bald Deine Wunschfigur und einen gesunden Körper hast oder nicht. Vorbereitung ist alles, dann schaffst Du das leidige: „Ja, aber ..." schnell aus der Welt. In der Not hilft auch die deutliche Frage an Dich selbst: „Willst du nun abnehmen oder nicht?"

„Ja, aber ..." als Antwort ist da übrigens verboten.

Fallen Dir Gelegenheiten ein, bei denen Du schlecht vorbereitet warst und deshalb kein gesundes Essen zur Verfügung stand?

_____

_____

_____

_____

_____

_____

„Ich bin nicht schuld!"

Das gleiche Problem gibt es mit dem beliebten: „Ich bin nicht schuld." Zum Beispiel: Du bist nicht schuld, dass es dort nur Torte gab und nichts Gesundes. Deshalb kannst Du gar nichts dafür, dass Du jetzt pfundweise Kuchen gefuttert hast, obwohl Du eigentlich abnehmen willst.

Hier geht das Dilemma klar auf schlechte Vorbereitung zurück. Wenn Du zum Kaffeetrinken eingeladen bist, ahnst Du von Vornherein, dass es dort wahrscheinlich nur Kekse und Kuchen gibt. Auch gute Vorsätze wie: „Ich esse einen winzigkleinen Keks, sonst nichts", bringen überhaupt nichts. Erfahrungsgemäß wird man nach dem ersten Keks von einem unsäglichen Gelüst nach dem zweiten übermannt – bald ist die ganze Platte leer. Wenn Dir das auch so geht, musst Du einfach vorbereitet sein! Habe immer eine gesunde Alternative dabei und überreiche sie dem Gastgeber, damit er sie mit auf den Tisch stellt.

Ich habe gelernt, dass bei Einladungen etwas von mir Mitgebrachtes besser funktioniert als der Hinweis, dass ich abnehmen und gesünder essen will. Gastgeber können das nämlich unterschiedlich interpretieren. Bei dem einen bedeutet es Kuchen, aber ohne Schlagsahne, oder ein etwas kleineres Stück. Bei dem anderen Apfelkuchen, weil da doch so viele gesunde Äpfel drin sind. Ein dritter stellt einen großen Obstteller auf den Tisch – dem möchte man zum Dank am liebsten um den Hals fallen und ihn küssen!!! – und der nächste hat leider Deine Bitte bis zur Einladung total vergessen. Darum ist es immer besser, die Sache selbst in die Hand zu nehmen und für alle Fälle etwas mitzubringen. Je schöner und köstlicher das aussieht und schmeckt, desto größer die Chance, dass

Deine Freunde die Idee aufgreifen. Beim nächsten Mal stellen sie dann vielleicht von ganz allein eine gesunde Alternative auf den Tisch.

Fällt Dir spontan ein, welche leichte gesunde Speise Du zur nächsten Einladung mitbringen könntest? Vergiss bitte nicht, auch über gesunde kalorienarme Getränke nachzudenken.

Nein sagen

Nein sagen ist eine verflixte Sache. Sofort kommt der Graus auf, was die andere Person denken könnte, wenn Du ablehnst. Die Bekannte, der

Liebevoll schlank

Boss, die Schwiegermutter ...

Frage Dich doch mal selbst, was denn im schlimmsten Fall durch Dein Neinsagen passieren könnte. Im Zweifel überhaupt nichts Dramatisches, außer eventuell erstaunter Augen, weil Du sonst immer Ja sagst. Für alle Fälle male Dir diese möglichen schlimmen Situationen doch einmal aus. Wie Du Nein sagst. Der erstaunte Ausdruck der anderen. Die Worte, die nun folgen, und wie Du darauf reagierst. Das Gute daran ist, dass die Vorstellung wie ein Film im Kopfkino abläuft. Du siehst alles vor Dir. Du kannst vorab alle möglichen Szenarien durchspielen und, je nachdem, darauf reagieren. Vorbereitung ist alles! So bist Du durch Deine weise Voraussicht schon einmal bestens für alles gerüstet, was auf Dich zukommen könnte, und weißt wie Du reagierst, wenn Du tatsächlich in eine dieser Situationen kommst. Schließlich hast Du diese Szenen in den verschiedensten Variationen bereits xmal vorab im Geist durchlebt.

Eines solltest Du Dir klarmachen: Jedesmal, wenn Du Nein sagst, dann sagst Du gleichzeitig zu etwas anderem Ja. Und umgekehrt. Wenn Du zu etwas Ja sagst, dann sagst Du gleichzeitig zu einer anderen Sache Nein. Das Andere ist das, was Du stattdessen in der Zeit gemacht hättest. Ob es nun ums Essen, um Bewegung oder um sonst etwas geht.

Neinsagen zur leichten Kost, nur weil Deine beste Freundin unbedingt Schweinshaxe essen will? Jasagen zu Überstunden – aus Gefälligkeit oder wegen des Geldes – obwohl Du eigentlich joggen gehen wolltest?

Mache Dir bei jedem Ja oder Nein klar, was Du nun stattdessen nicht tun wirst. Ist das wirklich die richtige Entscheidung für Dich selbst, für Deinen Körper und Dein Wohlbefinden? Folge Deinem Herzen, nicht dem inneren Schweinehund. Zu dem sage bitte so laut es geht Nein. Vor allem, wenn es um ungesunde Ernährung und Faule-Sau-Gehabe geht – und gleichzeitig Ja zu I ♥ ME und Deinem inneren besten Freund.

Liste hier bitte einige Gelegenheiten auf, bei denen Du Ja gesagt hast. Dann schreibe dazu, was Du stattdessen nicht gemacht hast.

Auf dem rechten Pfad bleiben

Prüfe bitte regelmäßig, ob Du noch auf dem richtigen Weg bist. Du hast nicht nur Dein schönes Abnehmvorhaben, auf das Du Dich konzentrieren willst, sondern auch noch Dein Leben zu leben. Da kommt es vor, dass plötzlich andere Dinge viel wichtiger und interessanter erscheinen als abzunehmen und gesünder zu leben ... und schon gerät Dein Vorhaben in Vergessenheit.

Falls Du deshalb vorübergehend mit dem Abnehmen pausierst, ist es sehr wichtig, trotzdem eine gesündere Lebens- und Ernährungsweise im Blick zu behalten. Liebe Dich selbst, vermeide Stress und halte Dich bitte weiterhin an eine gesunde, vitaminreiche Ernährung mit möglichst viel Sport und Bewegung. Körper und Seele werden es Dir danken. Dein Leben mit all seinen Problemen lässt sich dann auch einfacher meistern. Deine Traumfigur kannst Du anschließend angehen. Im Zweifel stellt sie sich sowieso als Nebeneffekt Deiner gesunden Ernährungsweise ein.

Gibst Du schnell auf oder verharrst auf der Stelle, weil es nicht schnell genug geht? Da bist Du nicht der Einzige. Viele Menschen tun sich mit dem Warten schwer. Der Weg zur ersehnten Traumfigur scheint lang. Gleichzeitig locken in jeder Zeitung Artikel über fabelhafte Diäten, die viel besser zu sein scheinen als Deine jetzige. „Vier Kilo weniger in einer Woche", wird da versprochen, oder: „Bauch weg in zehn Tagen!"

Lass Dich hier bitte nicht durch vielversprechende Werbung auf den falschen Weg bringen. Wähle keine Kurzzeit-Diäten, die meistens sehr einseitig sind und Deinen Körper ungenügend ernähren, und schwenke auch nicht von einer Diät zur nächsten und dann schon wieder weiter zu einer anderen. Das schadet Deinem Körper mehr als es ihm nützt.

Am besten, Du guckst gar nicht erst in den Nachbarsgarten, ob dort das Gras vielleicht grüner ist. Bleibe bei Deiner gesunden, vitaminreichen Ernährung, komme was wolle, auch wenn es vielleicht manchmal mit dem Abnehmen nicht so schnell geht. Mit einer dauerhaften, gesunden Lebens- und Ernährungsweise tust Du Deinem Körper und Geist etwas wirklich Gutes und führst ihn Schritt für Schritt zur Wunschfigur.

Hier kannst Du Gelegenheiten auflisten, in denen Du verlockt wurdest, eine neue Diät zu probieren, obwohl Du eigentlich gerade eine andere machtest:

_____

_____

_____

_____

_____

_____

_____

_____

_____

In Aktion treten

Mit Hilfe Deines Ernährungstagebuchs hast Du Dir bereits einen guten Überblick darüber verschafft, wo und wann Du Dich ungesund ernährst und zu wenig bewegst. Auch über mögliche Alternativen hast Du schon nachgedacht. Jetzt geht es darum, all das umzusetzen und in Dein Leben zu bringen. Du kennst Dich selbst am besten. Deshalb liegt es allein an Dir zu entscheiden, in welcher Geschwindigkeit Du gerne voranschreiten möchtest. Natürlich kommst Du schneller zu Deinem Wunschgewicht, wenn Du es so richtig krachen lässt und von heute auf morgen alles neu und richtig machst – aber könntest Du das wirklich länger durchhalten? Bitte denke daran, dass es um eine Veränderung zum Positiven geht, für den Rest Deines Lebens.

„Wenn die ersten paar Tage meines neuen Lebens schon so mühsam sind, dass ich es kaum aushalte, wie wird dann erst der Rest?", wirst Du denken – und schon stellst Du dieses Buch ins Regal und lebst weiter wie bisher.

Sei also ehrlich mit Dir selbst. Du weißt am besten, was Du garantiert sofort machen und dauerhaft durchhalten kannst, und wo Du besser in viel kleineren Schritten vorgehst.

„Der Weg zum Ziel beginnt immer mit dem ersten Schritt", sagt ein Sprichwort. Wie groß Deine Schritte sind, ist dabei ganz egal. Mit Mini-Schritten kommst Du genauso von A nach B wie mit Riesenschritten, nur dauert es entsprechend länger. Gönne Dir die Zeit! Dein Mehrgewicht ist schließlich nicht in drei Wochen zum lästigen Übergewicht geworden, darum wird es auch nicht in drei Wochen wieder von Dir abfallen – egal, was verlockende Anzeigen über tolle Wunderdiäten versprechen.

Als Faustregel macht es Sinn, alle größeren Vorhaben in Mini-Schritten anzugehen. Kleinere Änderungen kannst Du wahrscheinlich problemlos von einem Tag auf den anderen vornehmen. Falls nicht, sind auch hier Mini-Schritte goldrichtig.

Mini-Schritte für große Vorhaben

Am leichtesten fällt es Dir wahrscheinlich, Deine größeren Vorhaben in machbare Mini-Schritte einzuteilen. Die kannst Du dann nach und nach steigern. Ein Mini-Schritt ist eine Mini-Änderung Deiner Gewohnheiten. Etwas, das Du garantiert und ohne große Anstrengung schaffst. Das ist individuell sehr verschieden, wir sind ja alle sehr unterschiedlich. So könnte es Dir vielleicht rasend schwer fallen, Deinen Tee jetzt mit einem Stück Zucker weniger zu trinken, während das für jemand anderen ein super leichter Mini-Schritt ist. Deshalb orientiere Dich bitte an Dir selbst und nicht an Deinem Freund, dem ganz andere Dinge leicht fallen als Dir.

Nehmen wir einmal an, Dein Ziel sei es, jeden Tag 20 Liegestützen zu machen. Da Du momentan völlig außer Übung oder auch übergewichtig bist, würde das wahrscheinlich nicht klappen oder super anstrengend sein. Du weißt jetzt schon, dass Du Deinen guten Vorsatz bald aufgeben würdest. Die Lösung sind Mini-Schritte, die Du mühelos ohne großen Aufwand täglich ausführen und beibehalten kannst.

„Ich schaffe es problemlos, jeden Tag zwei Liegestützen zu machen und das garantiert beizubehalten", entscheidest Du vielleicht.

Zwei Liegestützen am Tag ist ein wunderbarer erster Schritt auf dem Weg zu den 20 Liegestützen, die Du Dir vorgenommen hast. Herzlichen Glückwunsch! Wahrscheinlich wirst Du jetzt sowieso drei, vier oder fünf Liegestützen machen, weil Du sowieso schon am Boden liegst und nach Deinen zwei Liegestützen noch längst nicht schlapp bist. Sieh einfach mal, wie gut Du damit voran kommst und übertreibe es bitte nicht. Sonst lässt Du es womöglich ganz, weil es Dir zu anstrengend wird.

Mache nun täglich Deine zwei Liegestützen und je nach Laune noch ein paar extra Liegestützen dazu. Jetzt wartest Du solange ab, bis das für Dich zu einer einfach einzuhaltenden Routine geworden ist. Erst dann kommt der nächste Mini-Schritt an die Reihe. Ab jetzt sind es vielleicht vier Liegestützen, die Du an jedem Tag garantiert machen willst. Jede Liegestütze darüber hinaus ist wieder extra. Das ist ein Bonus, aber kein Muss. Hauptsache, Du hältst Deinen neuen täglichen Mini-Schritt ein bis er für Dich zur leicht machbaren Gewohnheit geworden ist und es Zeit für den nächsten Mini-Schritt ist. Eines Tages machst Du Deine täglichen 20 Liegestützen ohne Anstrengung und freust Dich richtig darauf!

Mini-Schritte bieten sich vor allem dann an, wenn das Endziel groß ist und Du jetzt schon weißt, dass das nicht so einfach durchzuhalten ist. Diese kleinen Änderungen bewirken auf Dauer Großes und bringen Dich in leicht machbaren Schritten zum Ziel. Was genau machbar für Dich ist, entscheidest Du selbst. Von dort aus geht es dann in Deiner eigenen Geschwindigkeit voran, immer in Richtung Wunschgewicht und einer gesunden Ernährungs- und Lebensweise.

Schreibe hier bitte Beispiele für die Vorhaben auf, die Du gerne in machbare Mini-Schritte aufteilen möchtest. Daneben kannst Du dann den ersten Mini-Schritt notieren, den Du gehen willst.

_____

_____

_____

_____

_____

_____

_____

_____

Sofortige Änderungen

Viele Dinge kann man sofort dauerhaft ändern. Auch hier kennst Du Dich selbst am besten und weißt, was sich für Dich anbietet und was nicht. Manches solltest Du einfach ausprobieren, ehe Du es beiseite schiebst. Es ist möglich, dass der fiese kleine Teufel und der innere Schweinehund ihre Hand im Spiel haben, wenn Dir etwas von Vornherein zu mühsam scheint oder Dir das berühmte „Das schmeckt doch nicht!" im Ohr klingt.

Viele der Alternativen, die wir erörtert haben, sind leicht von heute auf morgen machbar und können problemlos beibehalten werden. Dazu gehören zum Beispiel Änderungen wie vor dem Gang zum Supermarkt eine gesunde Kleinigkeit zu essen, ab jetzt mit Einkaufsliste zu shoppen oder vor dem Restaurantbesuch die Speisekarte zu studieren und vorab ein leichtes, gesundes Gericht auszusuchen.

Betrachte die Liste Deiner momentanen schlechten Angewohnheiten und all der positiven Alternativen, die Dir dazu eingefallen sind. Welche kannst und willst Du am liebsten sofort einführen? Auch hier gilt: Nichts übertreiben! Es geht nicht darum, von heute auf morgen ein komplett neuer Mensch zu werden. Wähle erst mal ein paar Alternativen aus, die Du garantiert dauerhaft beibehalten kannst. Sobald sie sich in Deinem Leben etabliert haben und Dir völlig normal erscheinen als hättest Du das immer so gemacht, kannst Du weitere Alternativen dazu nehmen.

Selbstverständlich kannst Du heldenhaft gleich alles komplett ändern. Dir sind keinerlei Grenzen gesetzt, aber je mehr Du Dir auf einen Schlag zumutest, desto größer das Risiko, dass es Dir zu viel wird und Du wieder aufgibst.

Schreibe bitte hier einige Alternativen auf, die Du problemlos sofort und dauerhaft einführen könntest. Anschließend entscheide in Ruhe, mit welchen Du anfängst.

Alles ganz geheim?

Jeder Mensch macht unterschiedliche Erfahrungen mit guten Vorsätzen und dem Verhalten der Umwelt. Vielleicht unterstützt Dich Deine Familie und Dein Freundeskreis, wenn Du erzählst, dass Du jetzt gesund essen und mehr Bewegung in Dein Leben bringen willst; vielleicht aber auch nicht. Hast Du bisher keine Unterstützung erfahren, sogar Gespött? Hast Du Dich deshalb entschieden, diesmal nichts von Deinem Plan verlauten zu lassen? Ob Du nun laut und begeistert von Deinem Vorhaben sprichst oder alles eher still angehen möchtest – Hauptsache, Du machst es mit Selbstliebe im Herzen. Höre auf Dein Bauchgefühl und handele danach.

Wenn Dir danach ist, erzähle ruhig der ganzen Welt davon. Mit etwas Glück gewinnst Du vielleicht einen Deiner Freunde dazu, mitzumachen. Du bist ein Vorbild für alle, ohne Geheimniskrämerei. Vielleicht bleibst Du auch besser bei der Stange, wenn alle von Deinem Vorsatz wissen.

Falls es Dir aber lieber ist, erst einmal nichts von Deiner neuen Lebens-

und Ernährungsweise zu verraten, dann wähle unauffällige Alternativen zu Deinem bisherigen Verhalten. Wenn Du vor dem Fernseher Nadeln und Wolle hervorholst, um einen Pullover zu stricken, wird kein Mensch auf die Idee kommen, dass Du Deine Finger aus der Erdnuss-Schale halten willst. Falls Du fürs Kochen zuständig bist und jetzt eine Öl-Sprühflasche benutzt, merkt das wahrscheinlich auch niemand. Kaum einem wird groß auffallen, dass Du ab jetzt mehr Salat isst oder im Restaurant auch mal andere Gerichte bestellst. Dass Du jetzt einen neuen Weg zur Arbeit gehst oder zwei Stationen vorher aus der Straßenbahn gestiegen bist, um den Rest nach Hause zu laufen, brauchst Du auch nicht an die große Glocke zu hängen – es sei denn, Du willst es. Das Ziel ist hier, erst mal ein wenig zu üben bis Du das Passende für Dich gefunden hast und mit den Änderungen gut zurecht kommst. Spätestens dann solltest Du aber darüber reden. Geheimnisse zu haben bringt oft Stress und ungute Gefühle mit sich, selbst wenn es sich um so kleine Geheimnisse wie ein neuer Weg zur Arbeit handelt. Also probiere ein wenig aus, welche positive Veränderung Deiner jetzigen Gewohnheiten zu Dir passt und leicht einzuhalten ist, und erzähle dann erst davon. Am leichtesten fällt Dir das wahrscheinlich, wenn Du bereits einen kleinen Erfolg damit hattest.

„Ich steige jetzt immer eine Station früher aus dem Bus. Seitdem fühle ich mich viel fitter/habe ich ein Pfund abgenommen/habe ich richtig Spaß an mehr Bewegung."

Von solchen positiven Erfahrungen zu erzählen, fällt vielen leichter als vorab über ihr Vorhaben zu sprechen. Vorher wissen sie schließlich noch nicht, ob sie es durchhalten, und möchten sich nicht blamieren. Falls das auf Dich zutrifft, mache erstmal Deine Erfahrungen und berichte dann davon. Im Nachhinein fällt es Dir vielleicht auch leichter zuzugeben, was nicht so gut geklappt hat. Etwa so:

„Eine Weile lang bin ich eine Station früher aus dem Bus gestiegen, aber die Strecke war mir dann doch zu weit und anstrengend zu laufen. Jetzt gehe ich zweimal pro Woche ins Schwimmbad, das macht mehr Spaß und tut mir richtig gut."

Möchtest Du Veränderungen in Deiner Lebens- und Ernährungsweise in Ruhe ausprobieren, bevor Du anderen davon erzählst? Hier kannst Du positive Alternativen zu Deinen bisherigen schlechten Angewohnheiten notieren, die Du leicht und dauerhaft in Dein Leben bringen könntest, ohne dass es sofort auffällt:

_____

_____

_____

_____

_____

_____

_____

_____

_____

Kapitel 6 — Nahrung mit 🖤

Von Diäten sind wir es gewohnt, Mengen zu reduzieren oder bestimmte Nahrungsgruppen total wegzulassen zu müssen, wenn wir abnehmen wollen. Zum Beispiel wird vielleicht vorgeschlagen, nur Protein und keine Kohlehydrate zu essen. Nur noch Ananas oder Kohlsuppe. Oder die Hauptmahlzeiten durch Shakes zu ersetzen. Das ist nicht gesund und ausgewogen und passt nicht in das Konzept der Selbstliebe. Wenn Du Deinen Körper liebst, tust Du ihm Gutes und versagst ihm keine lebenswichtigen Vitamine und Nahrungsmittel. Reduziert wird bei einer gesunden Ernährungsweise nur das, was dem Körper nicht besonders gut tut oder, während der Abnehmphase, was unnötig viel Fett und Zucker zuführt.

Welt der Köstlichkeiten

Die World Health Organization (WHO) hat darauf hingewiesen, wie wichtig eine ausgewogene Ernährung ist, um unseren Körper vital und gesund zu erhalten. Von einer ausgewogenen Ernährungsweise profitiert jeder, jung oder alt, krank, behindert oder bereits schlank und fit. Das gilt für eine Diät, also während der Abnehmphase, genauso wie für die normale tägliche Ernährung, ganz ohne Abnehmen. Eine ausgewogene Ernährung besteht grob aus diesen Lebensmittelgruppen:

1. Getränke
2. Obst
3. Gemüse und Salat
4. Milch und Milchprodukte
5. Fleisch, Fisch und Eier

6. Getreide, Getreideprodukte und Kartoffeln
7. Öle und Fette

Da Du Dich liebst und darauf achtest, Deinem Körper möglichst Gutes zu tun, geht es jetzt darum, aus den verschiedenen Lebensmittelgruppen nicht nur eine ausgewogene Mischung zu Dir zu nehmen, sondern eine *gesunde* ausgewogene Mischung. Während der Abnehmphase sollte diese gesunde ausgewogene Mischung möglichst wenige Dickmacher enthalten. Du möchtest ja Dein Wunschgewicht erzielen.

Was wählst Du also, um Dich gesund zu ernähren?

In Fertigprodukten verbergen sich eine Vielzahl gut versteckter Zutaten, die Deinem Körper schaden oder Dich dick machen könnten. Hier spielen auch Deine Essgewohnheiten eine Rolle. Das haben wir aber bereits in den vorigen Kapiteln beleuchtet.

Meiner Erfahrung nach kann man von den meisten Lebensmitteln, die man in der Urform zubereitet (also so, wie sie am Baum, Strauch oder unter der Erde gewachsen sind) nach Belieben essen – ohne Angst vor Gewichtszunahme. Hier mal ein paar Beispiele für gesunde Lebensmittel aus den einzelnen Lebensmittelgruppen:

1. Getränke. Hier sind Wasser sowie leckere Früchte- und Kräutertees meine Favoriten. Mindestens 1.5 l pro Tag wird geraten. Am besten legst Du Dir einen Wasserfilter zu. Der stellt sicher, dass Du immer reines, klares Wasser zur Verfügung hast.

   Bei allen anderen Getränken fällt mir nichts wirklich Gesundes ein, bei dem Du abnimmst. Fruchtsäfte und Frucht-Smoothies sind zwar aus gesunden Früchten gepresst, enthalten aber recht viel Zucker.

Liebevoll schlank

Wenn Du Obstsaft trinkst, nimmst Du viel mehr Obst zu Dir als Du normalerweise als komplette Frucht gegessen hättest. Darüber hinaus sättigt Dich Saft nicht, weil das Fruchtfleisch draußen bleibt und beim Trinken nichts gekaut werden muss. Iss darum besser eine Orange, Trauben oder einen Apfel, wenn Dir der Sinn nach Obst und den dazugehörigen Vitaminen steht, statt Dir Fruchtsaft ins Glas zu schütten. Bei Durst ist ein Glas Wasser das Beste. Beim nächsten Hungergelüst greifst Du dann zum Obstteller.

Bei frisch gepressten Gemüsesäften verhält es sich anders, weil hier der Zuckergehalt längst nicht so hoch ist wie bei Fruchtsaft. Gemüsesäfte schmecken ganz köstlich – zumindest frisch gepresst – und sind besonders für Menschen geeignet, die Gemüse nicht so gern essen. Wichtig ist hier das Mischungsverhältnis. Die meisten in der Saftbar gekauften Gemüsesäfte enthalten jede Menge Obst. Vielfach haben sie Apfelsaft als Basis, dazu oft auch Orangen- oder Zitronensaft.

Auch zu Hause mischen viele ihren Gemüsesaft mit Fruchtsaft. Du fährst am besten damit, höchstens einen kleinen Apfel oder eine halbe Orange oder Zitrone in ½ l Saft zu geben. Das Verhältnis sollte 85-90% Gemüse zu 10-15% Obst sein, wenn Du überhaupt Obstsaft dazu gibst. Nicht umgekehrt, wie das in vielen Saft-Bars der Fall ist. Ein Zuviel an Obstsaft im Glas führt dem Körper entsprechend viel Fruchtzucker zu. Das ist leider weder besonders gesund, noch macht es Dich schlank. Selbstverständlich kannst Du Deinen Gemüsesaft mit Wasser verdünnen oder Eis dazugeben, wenn Dir das besser schmeckt.

Eine Ausnahme ist hier reiner Selleriesaft, falls Du den morgens auf nüchternen Magen trinkst, um damit die Heilung des Körpers zu unterstützen. Dieser heilende Selleriesaft am Morgen sollte weder verdünnt, noch vermischt oder geschmacklich verändert werden.

Milch ist kein Getränk, sondern Nahrung. Deshalb fällt Milch nicht in die Getränkegruppe.

Schwarzer Kaffee macht Dich nicht dick. Allerdings mache ich mir als „alte Kaffeetante" seit einiger Zeit Gedanken darüber, wie gesund es eigentlich ist, geröstete Kaffeebohnen aufzugießen und zu trinken. Wenn wir ein zu dunkel geröstetes Brot aus dem Toaster ziehen, kratzen wir pingelig alles Dunkelbraune bis Schwarze ab, „weil es krebserregend ist." Wie genau das stimmt, weiß ich nicht, aber in diesem Zusammenhang habe ich meinen bisherigen Kaffeekonsum vorsichtshalber reduziert.

Tees (keine Fertigtees) sind eine sehr gute Getränkewahl. Sie haben keine Kalorien, wärmen Dich angenehm von innen und können im Sommer erfrischend kalt getrunken werden. Außerdem hat Tee, je nach Sorte, eine schöne Wirkung auf Deinen Körper – von lindernd, beruhigend oder heilend bis zu belebend, gegen Völlegefühl oder Erkältungen, zum Entwässern und vielem mehr. Köstlich schmecken die meisten Teesorten auch mit Zitrone, Minze oder Ingwer.

Alkoholische Getränke sind bekanntermaßen nicht sehr gut für die Gesundheit, abgesehen anscheinend von dem kleinen Glas Rotwein, das regelmäßig empfohlen wird. Alkohol schlägt sich vor allem am Bauch nieder und trägt zur Hautalterung bei. Krankenkassen, Ärzte und Apotheker geben gerne Auskunft, wie viel Gramm Alkohol Du pro Woche trinken darfst, ohne Deine Lebenserwartung allzu stark zu verkürzen.

Colas und Limonadengetränke sind beliebt, enthalten aber Zucker oder Süßstoff sowie künstlich hergestellte Inhaltsstoffe. Immerhin machen kalorienfreie Versionen nicht dick. Öfters habe ich gehört, dass Süßstoff den Appetit steigern kann. Bei mir ist das nicht der Fall, aber jeder Mensch reagiert anders. Falls Du also auf künstliche Inhaltsstoffe verzichten möchtest oder befürchtest, Deinen Appetit durch Süßstoff anzuregen, solltest Du besser darauf verzichten und auf Wasser umsteigen.

2. Obst und Früchte sind gesund. Von den meisten Sorten kannst Du ganz nach Appetit essen und nimmst trotzdem erfolgreich ab. Für Obstsaft, püriertes und eingekochtes Obst gilt das leider nicht! Obst enthält zwar Zucker, aber langfristig betrachtet sind Menschen, die viel Obst essen, schlanker und gesünder als diejenigen, die kein oder nur wenig Obst zu sich nehmen. Leider ist Obst teilweise sehr stark mit Pestiziden besprüht, außerdem lagern sich Schadstoffe aus der Luft darauf ab. Deshalb wasche Obst bitte vor dem Verzehr, selbst wenn Du Bio-Produkte gekauft hast.

3. Gemüse und Salat: Hier kannst Du im Grunde so viel essen wie Du magst, ohne Deine gute Figur zu gefährden. Aber es kommt auf die Zubereitung an. Sobald Du Deinen bunten Blattsalat mit cremiger oder öliger Salatsauce anrichtest, hast Du Dir eine Kalorienbombe geschaffen. Deshalb den Salat nur ein wenig mit Olivenöl aus dem Ölsprüher besprühen und ansonsten mit Zitronensaft oder Essig, fettfreier Brühe und ein wenig Senf abschmecken. Auch Kräuter und essbare Blumen schmecken wunderbar im Salat.

Gemüse bitte sehr gut waschen und am besten dünsten oder grillen. Wenn überhaupt, solltest Du es nur ein wenig mit Öl einsprühen. Auch Pfannengemüse (ebenfalls nur mit wenig Öl aus dem Sprüher) schmeckt sehr gut. Rohes Gemüse ist köstlich und macht satt, weil man hier gut kauen muss. Mit Joghurt, Magerquark oder Passata lassen sich leichte, gesunde Dips dazu herstellen.

Hülsenfrüchte gehören bei einer ausgewogenen Ernährung auf jeden Fall dazu. Sie sind preisgünstig und sättigend, enthalten viel wertvolles pflanzliches Protein, wenig Fett und jede Menge Nähr- und Ballaststoffe. Außer Zuckererbsen und wenigen Ausnahmen, die roh verzehrt werden dürfen, sind Hülsenfrüchte in rohem Zustand giftig. Sie enthalten unter anderem das Pflanzengift Phasin; einige Sorten enthalten sogar Blausäure. Hülsenfrüchte müssen deshalb vor dem Verzehr gekocht und, falls getrocknet, vorab eingeweicht werden. Die gefährlichen Giftstoffe lösen sich beim Einweichen, sodass nun auch das Wasser mit den Giften versetzt ist. Bitte das Einweichwasser deshalb auf jeden Fall wegkippen. Danach kannst Du die Hülsenfrüchte in frischem Wasser gar kochen. Hülsenfrüchte gelten als besonders schadstoffarm, da oft nur die Samen gegessen werden, ohne Schale. Die Schale hält ihnen die Pestizide sozusagen vom Leibe. Hülsenfrüchte sind natürlich auch in hervorragender Bio-Qualität erhältlich.

4. Paprika, Auberginen, Tomaten, Gurken, Melonen, Kürbisse, Zucchini und Okraschoten sind sogenannte Fruchtgemüse, also weder ganz das eine, noch das andere. Rhabarber gehört beispielsweise zum Gemüse. Avocados sind Früchte. Da sie recht ölhaltig sind, verzichte während der Abnehmphase bitte auf diese eigentlich sehr gesunde

Frucht.

Getrocknete Früchte wie Rosinen, Datteln oder Aprikosen enthalten viel Zucker. Während der Abnehmphase solltest Du komplett darauf verzichten und auch sonst nicht so viel Trockenobst zu Dir nehmen. Frisches Obst ist die beste Wahl für Gesundheit und Figur.

5. Milch und Milchprodukte enthalten Protein und Kalzium. Deshalb sollten sie Teil Deiner täglichen Ernährung sein. Da sie aber auch fettreich sind, verzehre sie bitte nur in kleinen Mengen, solange Du abnehmen willst. Viele pflanzliche Lebensmittel enthalten ebenfalls Kalzium. Dunkelgrünes Gemüse oder Nüsse und Samen sind zum Beispiel tolle Kalziumlieferanten. Laut www.eatsmarter.de gehören Champignons sowie Brunnenkresse, Kidneybohnen und Spinat zu den „Top Ten" der eiweißreichen Gemüse. Dein Ernährungsberater oder Arzt gibt Dir Auskunft, wie Du bei veganer oder vegetarischer Ernährung einen möglichen Mangel an wertvollen Bausteinen für Deine Gesundheit vermeidest.

Milchprodukte sind Lebensmittel wie beispielsweise Käse, Butter, Joghurt oder Quark. Also alle Produkte, die vornehmlich aus Milch hergestellt wurden. Andere Produkte, in denen auch Milch steckt, die aber nicht vornehmlich aus Milch hergestellt wurden, sind damit nicht gemeint (zum Beispiel Schokolade, Sahnetorte oder Eiscreme). Milchprodukte sind Teil einer ausgewogenen Ernährung. Wegen des Fettgehalts solltest Du davon aber viel weniger verzehren als Du das wahrscheinlich im Moment tust. Fette und Öle nimmst Du gesünder in pflanzlicher Form zu Dir, zum Beispiel mit ein paar Oliven oder Nüssen.

6. Fleisch, Geflügel, Fisch und Eier: Hier solltest Du vor der Zubereitung alles sichtbare Fett abschneiden. Bei Geflügel ist die Haut besonders fettig, deshalb entferne sie bitte. Spätestens vor dem Essen, auch wenn Dir die kross gebratene Haut besonders köstlich schmeckt.

Oft sind fettes und mageres Fleisch vermischt, sodass Du es nicht trennen kannst. Das ist zum Beispiel bei Gehacktem der Fall. Wenn Du Gewicht verlieren möchtest und Dein Metzger nicht bei allem, was ihm heilig ist, schwören kann, dass das Hackfleisch höchstens 5% Fett enthält, kaufe es bitte nicht. Drehe Dir lieber selbst ein mageres Stück Fleisch durch den Fleischwolf oder iss etwas anderes.

Genau das Gleiche gilt auch für Salami. Die kleinen weißen Sprenkel sind Fettstückchen, alles Rote ist Fleisch, worin sich aber trotzdem noch Fett verbergen kann. Jetzt stell Dir einmal vor, dass alle weißen Pünktchen auf der einen Seite der Wurstscheibe sind, und alles Rote auf der anderen. So kannst Du vor Dir sehen, wie viel weißes Fett womöglich später bei Dir als Bauchfett landet.

In Wurstwaren, von Brat- und Currywurst über Frankfurter bis zu Aufschnitt oder Leberwurst, steckt quasi nichts, was Deinem Körper gut tut. Hier tummeln sich Fett, Gewürze, Konservierungsstoffe und vielfach mindere Fleischqualitäten. Womöglich kommen Farbstoffe hinzu, damit das Fett weniger nach Fett, sondern rosiger, fleischiger und appetitlicher aussieht. Bei rohem Schinken kannst Du vor dem Essen alles sichtbare Fett entfernen. Bei Würsten, Wurstpasteten und den meisten Aufschnittsorten ist das leider nicht möglich. Hier ist Umdenken angesagt. Beispielsweise könntest Du ein mageres Stück Fleisch grillen, das Du dann in dünne Scheiben geschnitten als

Aufschnitt servierst.

Fisch ist gesund, auch die fettreichen Fischsorten. Leider haben wir mittlerweile ein großes Problem mit verschmutzten Meeren und Flüssen. Auch von Fischfarmen hört man immer wieder Unschönes. Darunter leidet natürlich die Qualität der Fische und Meeresfrüchte. Leider sieht man dem Fisch nicht an, ob da etwa Schwermetall oder sonst etwas Ungesundes drinsteckt. Deshalb kaufe bitte bei einem Fischhändler, dem Du vertraust, und lasse Dich gut von ihm beraten. Er weiß ja, woher sein Fisch stammt.

Fettreicher Fisch wie beispielsweise Lachs, Thunfisch und Makrele enthält die wichtigen Omega-3-Fettsäuren. Da fettreicher Fisch aber auch viel Fett enthält – wie schon der Name sagt – iss hiervon bitte keine Holzfällerportionen, wenn Du abnehmen möchtest. Falls Du Fisch oder Meeresfrüchte in der Dose kaufst, dann wähle solche in Wasser, Salzlake oder Tomatensauce. Fischkonserven in cremigen Saucen (wie zum Beispiel Senfsauce) oder Öl solltest Du lieber nicht beim Abnehmen essen.

Denke bitte beim Ausgehen daran, dass Du keine Kontrolle darüber hast, wie der Fisch zubereitet wurde. Imbissbuden und Restaurants verwenden oft viel Öl. Auch die diversen Fischsalate, die es fertig zu kaufen gibt, enthalten meist Mayonnaise, fettreiche Milchprodukte oder ein Zuviel an Öl.

Eier machen nicht dick. Allerdings steckt in Eiern auch Cholesterin. Deshalb gehen Ernährungsdebatten über den idealen Eier-Konsum hin und her. Im Moment wird von der DGE (Deutsche Gesellschaft für Ernährung) geraten, tierische Lebensmittel wie Eier nur in kleinen Mengen zu essen, aber sich keine Sorgen zu machen, wenn man manchmal – wie an Ostern – eine Ausnahme macht. Es zählen auch die Eier, die zum Beispiel in einem Kuchen stecken. In England, wo ich lebe, essen viele jeden Morgen zum Frühstück ein Ei. Der National Health Service (NHS) gibt auf seiner Webseite an, dass es für den Eierkonsum theoretisch keine Grenze gibt – es sei denn, der Arzt hätte geraten, den Eierkonsum einzuschränken. In den USA wiederum tauchen jetzt Ärzte auf, die Eier komplett vom Speiseplan streichen wollen. Ich halte mich da raus. Du kannst Dich informieren und dann selbst entscheiden, wie viele Eier Du essen möchtest.

Grundsätzlich ist Deine Ernährungsweise für Deine Gesundheit und Deinen Cholesterinspiegel verantwortlich (es sei denn, Du hast eine genetische Veranlagung zu einem erhöhten Cholesterinspiegel). Informiere Dich bitte über cholesterinarme Lebensmittel und achte darauf, Dich möglichst fettarm zu ernähren. Wenn Du Eier essen möchtest, wäre zum Beispiel ein gekochtes Ei zum Frühstück besser als ein Spiegelei mit Speck. Oder pochiertes Ei mit grünem Spargel besser als Eierkuchen.

7. Getreide, Getreideprodukte und Kartoffeln beliefern unseren Körper mit Kohlehydraten in der Form von Stärke sowie Protein. Außerdem enthalten sie Vitamine, Mineralstoffe, Ballaststoffe sowie sekundäre Pflanzenstoffe. Ganz besonders gilt das für Vollkornprodukte. Sie machen satt und sind eine wichtige Energiequelle für uns. Allerdings können sie Deinem Körper, vor allem in Form von Fertigprodukten, mehr Energie zuführen als er braucht und somit dick machen.

Unter Fertigprodukt verstehe ich in diesem Fall alles fertig Gekaufte aus Getreide und/oder mit Kartoffeln, was womöglich ein Zuviel an Fett oder Zucker enthält. Auch von Fertig-Cerealien wie Müsli oder gesüßten Cornflake-, Granola- oder Rice Crispie-Variationen solltest Du beim Abnehmen die Finger lassen. Viel besser, Du bereitest Dir Dein Müsli mit frischem Obst und Joghurt zu Hause selbst zu und verzichtest auf die gekauften Zuckerbomben. Auch Rösti, Waffeln, Kartoffelgratin, Fritten, Pizza & Co sind nichts für die schlanke Linie.

Es muss nicht immer Brot sein. Liegen Brot, Brötchen und Baguette erst mal auf dem Teller, ist die Versuchung recht groß, sie üppig zu belegen. Käse und Aufschnitt, Marmelade und Schokomus, darunter wahrscheinlich noch eine Schicht Butter oder Margarine – ein üppig belegtes Brot ist Deutschlands Fast Food Nummer Eins. Es wird meist täglich darauf zurückgegriffen, geht schnell und die Hausfrau muss nicht kochen. Gesund ist es aber nicht unbedingt. Wenn Du Brot isst, dann wähle bitte ein Vollkornbrot und belege es mit etwas Gesundem, das wenig Fett und Zucker enthält. Magerquark mit Schnittlauch zum Beispiel, oder Salattomaten mit Frühlingszwiebeln. Räucherlachs mit Dill. Gewürzgurke mit Schinken (alles sichtbare Fett entfernt). Probiere ruhig einmal, Dir statt Marmelade frische Erdbeeren aufs Brot zu legen. Mit Bananen- oder Apfelscheiben belegte Brote schmecken auch köstlich.

Übertreibe es nicht mit Körnern auf dem Brot, wenn Du abnehmen möchtest. Darin steckt viel Öl. Greife lieber zu Vollkornbrot ohne all diese extra Körner und Samen. Weißbrot und Mischbrot sind keine besonders gute Wahl. Das Zauberwort heißt Vollkorn. Vollkornbrot, Vollkornmehl, Vollkornflocken oder brauner Naturreis sind gesünder und machen schneller satt. Vollkornprodukte sind aus dem ganzen Getreidekorn hergestellt, also mitsamt Keimling und Schale, und deshalb ausgesprochen reich an wertvollen Inhaltsstoffen.

Nimm Dir am Abend ruhig Zeit zum Kartoffelkochen. So kommst Du ohne großen Aufwand vom täglichen Abendbrot mit dem typischen Wurst- und Käseaufschnitt los und hin zu einer leichten, sättigenden Kost. Pellkartoffeln mit Zwiebel- oder Schnittlauchquark schmecken wunderbar, oder mit gekochtem Ei, Thunfisch und Salat.

Nudeln machen Dich nicht dick, solange Du kein Öl ins Wasser oder später über die Nudeln gibst. Bitte trockene Nudeln aus der Packung verwenden. Keine, die beim Kauf weich sind, denn sie enthalten Öl. Die Sauce, die Du über Deine Nudeln gibst, sollte zum Abnehmen ebenfalls kein Fett oder Zucker enthalten. Nudelreste wärmst Du in kochendem Wasser auf, ganz ohne die Zugabe von Öl. Nicht durch Anbraten mit Fett. Da die Nudeln am Vortag schon gekocht wurden, genügt es jetzt, sie ein bis zwei Minuten ins kochende Wasser zu geben. Dann sind sie aufgewärmt und essbereit.

Auch frisch gekochter Reis ist gesund und gut für die schlanke Linie. Selbstverständlich darf auch hier kein Öl ins Wasser oder später auf den Reis und in die Sauce gegeben werden. Prima dazu schmecken Gemüse und Sojasauce. Achtung: Fertigreis, der nur noch kurz in die Mikrowelle muss, enthält Öl. Den kaufe bitte nicht ein, solange Du abnimmst, sondern halte Dich an trockenen Reis, den Du erst noch kochen musst. Reisreste sollte man keinesfalls länger als bis zum nächsten Tag aufbewahren. Also bitte nicht auf Vorrat kochen.

8. Öle und Fette: Am allerbesten sind pflanzliche Öle, die kalt aus der Pflanze gepresst wurden. Beispielsweise natives Olivenöl, das man allerdings nicht zum Braten, sondern nur kalt verwenden sollte. Zum

Braten gelten sogenannte High Oleic Öle als gute Alternative.

Butter ist ein natürliches Milchprodukt und Margarine ein industriell gefertigtes Kunstfett. Natürlich oder nicht, alles beides ist Fett und somit nicht ideal für die schlanke Linie. Falls Du auf Butter oder Margarine nicht verzichten magst, müsstest Du Dich dann natürlich woanders mehr einschränken, wenn Du abnehmen willst.

Samen und Nüsse enthalten etwa 35-45% Fett in der Form von wertvollen Ölen mit vielen essentiellen Fettsäuren. Sie sind gesund und sollten regelmäßig, aber in Miniportionen verzehrt werden. Das gilt übrigens auch, wenn Du gerade nicht abnimmst. „Eine Handvoll Nüsse" sind etwa 28 g, doch Studien haben ergeben, dass bereits bei 10 g täglich bei Frauen und bei 15 g täglich bei Männern die Mortalitätsrate deutlich sinkt (siehe Artikel „Wer Nüsse knabbert, lebt länger", Deutsches Ärzteblatt vom 30.6.2015). Erdnussbutter ist da übrigens ausgenommen.

Geschälte Nüsse werden schnell ranzig. Am besten kaufst Du Deine Nüsse also in der Schale und knackst sie erst kurz vor dem Verzehr. Fertige Tütchen mit Nüssen enthalten zuzüglich oft noch Salz und andere Zusatzstoffe. Außerdem ist es schwer, nur ein paar wenige Nüsschen zu knabbern, wenn die ganze Packung vor Dir liegt. Mein Tipp: Kaufe die Naturversion in der Schale. Dann nimm Dir ein paar Nüsse sowie den Nussknacker mit vors Fernsehen. Das reicht völlig als tägliche, gesunde Nussportion. Alles weitere, was Du dann noch knabbern möchtest, sollte frisches Obst oder Gemüse sein.

Pinienkerne, Mandelsplitter, Sonnenblumenkerne und Samen jeder Art, die oft großzügig über Salate und Gemüse gestreut werden, enhalten samt und sonders viel Öl. Versuche doch mal, stattdessen kleingewürfelte Äpfel oder Granatapfelkerne unter den Salat zu mischen. Auch gehackte Kräuter schmecken köstlich und enthalten im Gegensatz zu Samen, Nüssen & Co keinerlei Öl, das Deine tollen Abnehmpläne vereiteln könnte.

So viel zu den Lebensmittelgruppen und einer gesunden, ausgewogenen Ernährung. Die ist für alle Menschen das Richtige. Auch für Dich, selbst wenn Dir gerade tausend Gründe einfallen, warum Du bestimmt eine Ausnahme bist.

Denke bitte nicht: „Jetzt bin ich schon (Dein Alter einsetzen) alt. Es ist deshalb ohnehin egal, wie ausgewogen ich mich ernähre", „Mit meiner Krankheit/Behinderung bringt das alles sowieso nichts mehr" oder: „Mir geht's gut und mein Bauch ist doch ganz okay, obwohl ich das Falsche esse. Wofür brauche ich das?"

Das ist der innere Schweinehund, der Dir ins Ohr säuselt. Ignoriere ihn bitte! Schließlich liebst Du Dich selbst.

Die Nahrungsmittelpyramide

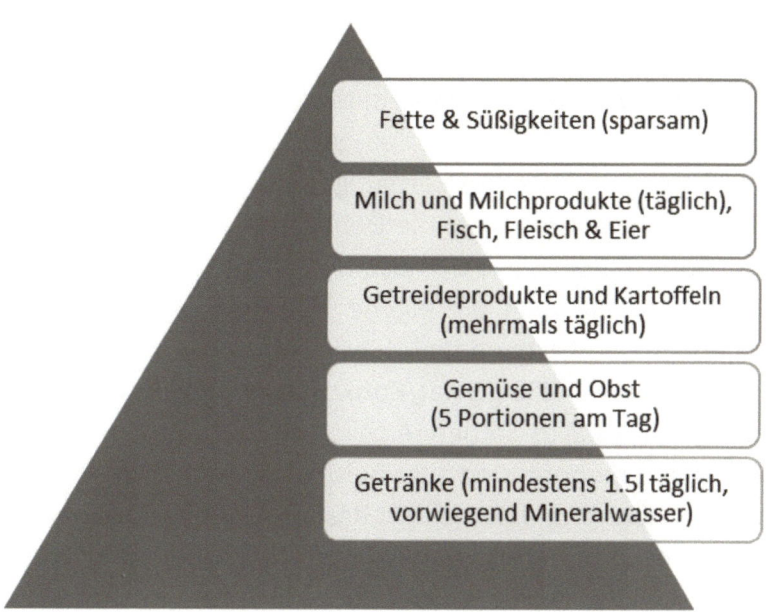

Fette & Süßigkeiten (sparsam)

Milch und Milchprodukte (täglich),
Fisch, Fleisch & Eier

Getreideprodukte und Kartoffeln
(mehrmals täglich)

Gemüse und Obst
(5 Portionen am Tag)

Getränke (mindestens 1.5l täglich,
vorwiegend Mineralwasser)

Diese Nahrungsmittelpyramide habe ich Dir zur Anschauung erstellt. Sie basiert auf den gängigen Modellen, die Du bei vielen Ernährungs- und Gesundheitsinformationen finden kannst. Die Pyramide zeigt auf, wie oft und in welchen Mengen Du welche Lebensmittel auf den Teller legen solltest. Von den Lebensmitteln im unteren Teil der Pyramide also viel und oft. Von allem, was der Spitze zugeht, entsprechend weniger.

Vielleicht ist Dir noch die alte Version der Nahrungsmittelpyramide aus den 70er Jahren vor Augen, mit Getreide und Getreideprodukten als größte Gruppe ganz unten. Mittlerweile ist die Pyramide aber angepasst worden. Jetzt wird Getränken und vor allem Mineralwasser die große Bedeutung eingeräumt, die es für unseren Körper hat. Da wir selbst zum großen Teil aus Wasser bestehen, müssen wir oft Wasser nachfüllen. Täglich verliert unser Körper einiges an Flüssigkeit, zum Beispiel beim Atmen, Schwitzen oder beim Gang auf die Toilette. Je nach unserem Alter und Gewicht sollten wir deshalb täglich mindestens 1.5 l Wasser zu uns nehmen.

Zuzüglich sollten wir viel wasserhaltiges Obst und Gemüse essen. Fünf Portionen täglich wird geraten. Die Deutsche Gesellschaft für Ernährung (DGE) empfiehlt 3 Portionen Gemüse und 2 Portionen Obst pro Tag. Als Portionsgröße könne man die eigene Hand als Maßeinheit benutzen. Laut DGE entspricht das dann täglich etwa 400 g Gemüse (Beispiel: 200 g gegartes Gemüse und 200 g Salat/Rohkost) und ungefähr 250 g Obst. Als Faustregel gilt, dass alles Saftige reichlich Wasser enthält. Leicht als sehr wasserhaltig zu erkennen sind zum Beispiel Gurken, Erdbeeren, Trauben und Tomaten, aber grundsätzlich gilt das für sehr viel Obst und Gemüse.

Getreide, Getreideprodukte sowie Kartoffeln sind mittlerweile auf die Mitte der Pyramide hochgerutscht. Hiervon sollte man zwar mehrmals täglich essen, aber deutlich geringere Mengen als Obst und Gemüse.

Getrocknete Früchte und Gemüse sind eine Ausnahme. Eine Rosine ist zwar eigentlich als saftige Traube auf die Welt gekommen, aber da sie getrocknet ist, ist keine Flüssigkeit mehr drin. Das gilt für getrocknete Tomaten und ähnliches natürlich auch. Sie schmecken zwar gut, aber eigentlich sind sie weit weniger gesund als die frische Originalversion. Außerdem isst Du davon schnell mehr als Du eigentlich solltest, denn was getrocknet ist, schrumpelt zusammen und wird viel kleiner. Ich habe es hier schon an anderer Stelle erwähnt, dass ein ganzes Pfund Trauben gerade mal eine Handvoll Rosinen ausmacht. Diese Handvoll hast Du schnell gegessen, mitsamt der dazugehörigen Kalorien, aber Du hättest dann immer noch Appetit. Das Pfund Trauben würde Dich stattdessen pappsatt machen. Je mehr Wasser in der Nahrung, desto schneller fühlst Du Dich satt – und desto weniger Kalorien hast Du zu Dir genommen. Das ist ein Riesenvorteil beim Abnehmen und gesund obendrein.

Mit dem Regenbogenprinzip gesund ans Ziel

Mein Vorsatz ist, mich gesund und ausgewogen zu ernähren. Trotzdem bin ich keine Heilige, die alles richtig macht. Beim Einkaufen greife ich oft automatisch zu meinen Lieblingslebensmitteln. Selbst wenn die leicht und gesund sind, habe ich am Ende der Woche vielleicht schon wieder keine Roten Beete, Mohrrüben oder Broccoli gegessen. Vielleicht auch keinen Fisch oder keine Hülsenfrüchte oder sonst etwas Gutes, das meine ausgewogene Ernährungsweise bereichert hätte. Selbst wenn ich alles richtig mache wie im Bilderbuch: Durch falsche Lagerung, die Kochhitze oder auch in der Mikrowelle können wertvolle Vitamine und Nährstoffe verloren gehen.

Ich nehme deshalb täglich Nahrungsergänzungsmittel mit einer hohen Bioverfügbarkeit zu mir. Als Ernährungs-Extra tun sie mir wirklich gut. Meine Ekzeme sind verschwunden und auch mein Reizdarmproblem hat sich deutlich verbessert. Sogar meine Augen sind nach fünfzehnjähriger Verschlechterung besser geworden. Nahrungsergänzungsmittel sind für mich das Tüpfelchen auf dem Ernährungs-i. Ansonsten esse ich nach dem Regenbogenprinzip. Je bunter und natürlicher meine Ernährung ist, desto ausgewogener und besser. Dazu gehören vor allen Dingen Früchte und Gemüse und alles, was in der Ernährungspyramide empfohlen wird, in allen Farben des Regenbogens. Keine Regenbogentorten oder bunte Kaugummis.

Kleine Veränderungen – große Wirkung

Der Wechsel zu einem gesünderen Lebenswandel klappt am besten in kleinen Schritten. Deshalb findest Du hier eine Liste von Ratschlägen, die ich sehr erfolgreich ausprobiert habe. Du kannst sie jederzeit nutzen, auch wenn Du gerade nicht abnimmst. Alle sind leicht zu bewerkstelligen und machen Dein Leben gesünder. Bring einfach ab und zu mal etwas davon in Dein Leben. Dann probierst Du es in Ruhe aus und behältst nur das bei, was gut zu Dir passt. Immer schön Schritt für Schritt. Viel Spaß dabei!

- Beginne Deinen Tag am besten mit einem großen Glas Wasser. Du hast die ganze Nacht lang nicht getrunken und während des Schlafs viel Wasser verloren. Deshalb solltest Du gleich einmal „auftanken".

- Nahrungsergänzungsmittel sind eine gute Idee, wenn Du Dich nicht gerade abwechslungsreich oder ausgewogen ernährst. Besser ist es noch, Vitamine und Mineralstoffe über viele gesunde Lebensmittel aufzunehmen, aber schaffst Du tatsächlich die 5 Portionen (650 g) am Tag? Fülle Deinen Teller beim Essen bitte immer zur Hälfte mit Gemüse und Salat und iss zweimal täglich eine große Handvoll Erdbeeren oder andere Früchte. Dein Körper wird es Dir danken!

- Setze Dir Mini-Ziele für sportliche Aktivitäten, falls Du Dich bisher nicht so viel bewegt hast. Wenn Du täglich 20 Bahnen schwimmen willst, könnte Dein Mini-Ziel sein, eine einzige Bahn zu schwimmen. Du weißt, dass Du hier nicht versagen kannst. Gleichzeitig ist die Wahrscheinlichkeit recht groß, dass Du über das gesetzte Mini-Ziel hinausschießt und zwei, drei oder vier Bahnen schwimmst, da Du ja sowieso schon im Pool bist. Steigere dann Dein Mini-Ziel von Woche zu Woche. Also nimm Dir zum Beispiel zwei Bahnen pro Tag in der zweiten Woche vor und drei Bahnen täglich in der Folgewoche.

- Verwende kleinere Teller. Da hier weniger Essen draufpasst, isst Du auch entsprechend weniger. Teller in Restaurants sind in den letzten zwanzig Jahren größer geworden – und gleichzeitig die Portionen. Falls Du nicht gerade ein Holzfäller bist, der die Morgenstunden mit der Axt in der Hand im Wald verbracht hat, solltest Du auf solche Riesenportionen verzichten. Scheinbar ist das, was in unsere eigene Handfläche passt, genau die richtige Menge für unseren Magen. Da ist ein kleiner Teller also perfekt.

- Viele Gerichte kannst Du nach der I ♥ ME Methode vorbereiten und dann in praktischen Portionen einfrieren. Ganz egal, ob es ein Snack zwischendurch oder eine Hauptmahlzeit ist. So steht Dir jederzeit ein schlankmachendes, gesundes Gericht zur Verfügung, wenn Dich der kleine oder große Hunger packt oder Du keine Zeit zum Kochen hast.

- Sobald etwas zu essen vor Dir steht, greifst Du über kurz oder lang zu. Also bereite Dir bitte eine große Platte mit gewaschenem und in appetitliche Stücke geschnittenem Obst oder Gemüse zu. Wenn dann beim Fernsehen oder Arbeiten Deine Hand quasi automatisch zu den Naschereien greift, tust Du Deiner Gesundheit und Deiner Figur etwas Gutes.

- Kaufe bitte möglichst frische Lebensmittel! Besteht der größte Teil Deiner Einkäufe aus fertig verpackten Produkten wie Dosenwaren, Fertiggerichten, Saucen oder Nachspeisen in Plastiktöpfchen? Dann solltest Du schnellstmöglich umdenken. Frische Lebensmittel vom Obst- und Gemüsestand, Metzger oder Fischhändler sind gesünder. Auch tiefgefrorenes Obst und Gemüse sind empfehlenswert, da sie keine langen Wege hinter sich bringen müssen, sondern kurz nach der Ernte gewaschen und eingefroren werden.

- In der Eiswürfelbox kannst Du bequem Kräuterportionen einfrieren. Die Kräuter, zum Beispiel Schnittlauch, Kresse oder Petersilie, in die einzelnen Segmente füllen und mit ein wenig Wasser auffüllen. Bei Bedarf kannst Du dann einen der Kräuter-Eiswürfel herausnehmen und zum Kochen verwenden.

- So zauberst Du auch attraktive Eiswürfel mit Früchten, Kräutern und essbaren Blumen! Gib einfach eine Himbeere, ein Blatt Minze oder eine ungesprühte essbare Blüte in ein Segment Deiner Eiswürfelbox und fülle das Ganze dann mit Mineralwasser auf. Auch langweilige Getränke wie ein Glas Wasser werden so im Handumdrehen zum Hingucker. Natürlich kann man Himbeere, Minze und Rosenblätter auch essen.

- Iss möglichst einmal pro Woche einen Salat als Hauptgericht. Nizza-Salat mit Thunfisch und Ei ist zum Beispiel köstlich, oder ein bunter Salat mit gegrilltem Hühnchen.

- Gekochtes Gemüse lässt sich blitzschnell mit dem Blender in Saucen verwandeln. Je nach Geschmack gibst Du ein wenig Zitronensaft, Kräuter, Crème Fraîche oder Soya Sauce dazu. Das passt wunderbar zu Fisch, Fleisch oder Kartoffeln. Je öfter Du beim Kochen Gemüse verwendest, desto schneller kommst Du auf die 5 Portionen am Tag, zu denen geraten wird.

- Mache es Dir zur Regel, jeden Morgen zum Frühstück Obst zu essen. So beginnst Du den Tag mit gesunden Vitaminen und hast die erste Deiner fünf Portionen am Tag bereits abgehakt.

- Eine tolle Hilfe für eine abwechslungsreiche Regenbogen-Ernährung ist es, einzelne Wochentage mit bestimmten Farben zu belegen. So kannst Du sicher sein, dass Du nicht immer nur Dein Lieblingsobst und -gemüse isst.

Der Montag könnte gelb sein. Heute isst Du vorwiegend gelbes Obst und Gemüse: Birnen, gelbe Paprika, Ananas, Bananen ...

Der Dienstag vielleicht rot: Tomaten, rote Paprika, Kirschen und rote Äpfel, Rote Beete ...

Mittwoch dann grün: Kiwis, Courgetten, Granny Smith Äpfel, Salat, grüne Trauben ...

Donnerstag orange: Aprikosen, Pfirsiche, Honigmelone, Orangen, Kürbis, Mohrrüben ...

Freitag blau/violett: Auberginen, Heidelbeeren, blaue Trauben, schwarze Johannisbeeren, Blaukraut, Feigen, Pflaumen ...

Am Wochenende mischst Du alles bunt wie es Dir gefällt. Das alles nur als kleine Anregung für alle, die meistens ständig das Gleiche kaufen.

- Bohnen, Linsen und auch Pilze sind ein wunderbarer Fleischersatz und passen gut zu Spaghettigerichten. Falls Du auf Fleisch nicht ganz verzichten möchtest, gibt kleine Stückchen Schinken dazu. Es ist gut, alles sichtbare Fett abzuschneiden bis nichts Weißes mehr zu sehen ist. Nicht schummeln! Es sollte wirklich überhaupt nichts Weißes mehr zu sehen sein.

- Große Salatblätter sind eine wunderbare Alternative zu Brot und Maisprodukten. Die Boulette (gegrillt und nicht mehr als 5% Fett im

Gehackten!) legst Du mit Tomate, Gewürzgurken und Zwiebeln (roh oder nur in einem Hauch Öl aus der Sprühflasche angebraten) in das Salatblatt, gibst einen guten Klecks Salsa obendrauf und bedeckst das Ganze mit einem weiteren großen Salatblatt. Mit diesem tollen Trick hast Du Dir das kalorienreiche Burgerbrötchen gespart und Deinen Hamburger in Windeseile in etwas Gesundes verzaubert.

Genauso gehst Du mit mexikanischen Tacos vor. Die Mais-Schalen ersetzt Du durch ein großes Salatblatt. Das mexikanisch gewürzte Hackfleisch füllst Du in das Blatt hinein (auch hier wieder höchstens 5% Fettanteil im Fleisch und zubereitet nach der I ♥ ME Methode). Dazu gibt es ganz nach Deinem Geschmack Chillis, Salsa, Tomaten, Zwiebeln, fettarmen Yoghurt und noch ein wenig geraspelten Käse. Nur die Guacamole (aus Avocado gemacht) lässt Du während der Abnehmphase besser weg.

- Mit einem Spiralschneider kannst Du Gemüse wie Courgetten oder Mohrrüben in köstliche Gemüsespaghetti verwandeln. Falls Du nicht auf richtige Spaghetti verzichten möchtest, dann vermische einfach beide miteinander!

- Rüste Dein Auto für den kleinen Hunger- und Langweile-Notfall aus. Einen auslaufsicheren Becher mit einem kalorienarmen, gesunden Getränk oder einer entsprechenden Suppe solltest Du immer dabei haben. Auch eine Flasche Wasser sowie eine Notration an gesunden Snacks wie Karotten oder Apfelschnitzen. Falls Du keine Zeit hast, Karotten zu putzen oder Äpfel zu schneiden, geht ein haltbarer und gesunder Snack wie ein Müsli-Riegel. Beim Abnehmen müsstest Du auf die Kalorien achten, denn diese Snacks machen nicht schlank.

- Bei süßem oder salzigem Popcorn wird viel Öl in den Topf gegeben – mit verheerenden Folgen für Deine Figur. Du kannst Popcorn aber auch ohne Öl herstellen, zu Hause in einem beschichteten Kochtopf mit Deckel. Kaufe bitte Puffmais aus biologischem Anbau, da beim Maisanbau oft Schädlingsbekämpfungsmittel eingesetzt werden. Bedecke den Boden des Topfes mit Maiskörnern, lege den Deckel auf den Topf und schalte den Herd auf die höchste Stufe. Du solltest den Topf hin und her bewegen, damit der Mais nicht anbrennt und die Körner möglichst gleichmäßig im Topf gewendet werden. Wenn Du die ersten Ploppgeräusche hörst, kannst Du Dein Ceran- oder Elektrokochfeld ausschalten. Bei Gasherd oder Induktionskochfeld stellst Du jetzt die Temperatur niedrig. Sobald das Ploppen aufhört, ist Dein Popcorn fertig. Jetzt müssen sofort die Gewürze darüber gegeben werden, damit sie einigermaßen gut haften. Da dieses Popcorn ohne Fett zubereitet wurde, haften Gewürze nicht so gut wie sonst.

- Stress ist schlecht für die Seele und bringt Dich dazu, unnötig viel zu essen, um Dir ein „Trostpflaster" zu gönnen. Alles früher anzufangen ist hier die richtige Taktik. Zur Arbeit oder sonstigen Verabredungen gehst Du einfach 10 Minuten früher. So kommt das stressige Gefühl der Zeitnot gar nicht erst auf. Auch die Mahlzeiten lassen sich viel gelassener zubereiten, wenn Du Dir 10 Minuten mehr Zeit gönnst.

- Denke über Alternativen für Lebenssituationen nach, die nervig sind und regelmäßig auftreten. Eine davon wäre zum Beispiel ein Stau auf dem Weg zur Arbeit. Jetzt möchtest Du sicher nicht mit leerer Handybatterie und ohne Audiobuch oder einer anderen Ablenkung im Auto sitzen. Es macht Sinn, für Dir vertraute Strecken alternative Routen zu kennen, die Du nehmen könntest. So kontrollierst Du die Situation, statt dass sie Dich kontrolliert, stresst und zum Frustessen anregt.

- Frische Blumen und Pflanzen sind anscheinend gut gegen Stress und fördern Deine Kreativität und Produktivität. Deshalb umgib Dich am Arbeitsplatz, in der Küche oder wo immer Du Dich viel aufhältst mit frischen Blumen oder Pflanzen. Falls Du Dich mit der nötigen Pflege und Bewässerung schwer tust, ist eine Hydrokulturpflanze praktisch, oder ein Kaktus. Ebenso Töpfe mit frischen Kräutern, die Du nicht ewig am Leben halten musst, sondern beim Kochen verwendest.

- Lob oder Komplimente sind süß wie Schokolade. Deshalb schreibe Dir sofort auf, wenn Du eins bekommen hast, und lege es Dir in die Schublade. Von der lobenden Bemerkung der Vorgesetzten bis zum: „Du bist die schönste Mami der Welt" Deines Dreijährigen. Wenn Du Dich irgendwann mal wieder so richtig niedergeschlagen fühlst und am liebsten zu etwas Essbarem greifen würdest, dann öffne Deine Schublade und sieh Dir die positiven Bemerkungen über Dich an. Bestimmt zaubern sie Dir blitzschnell ein Lächeln auf die Lippen. Die süße Trost-Schokolade brauchst Du dann überhaupt nicht mehr!

- Wenn Du Deine Finger erfolgreich aus der Knabberschale gehalten hast, joggen warst oder eine Deadline eingehalten hast – lobe Dich ruhig mal laut und deutlich dafür, wie toll Du das gemacht hast! Das laut ausgesprochene Lob macht Dir bewusst, wie erfolgreich Du bist, und gibt Dir eine ordentliche Portion Selbstbewusstsein. Die hast Du verdient!

- Wenn alles gerade ganz schief läuft und Du vor lauter Frust am liebsten essen willst, könntest Du es mit Zeichnen probieren. Halte für solche Momente bitte einen Block und Buntstifte bereit. Und los geht's: Mit der Karikatur Deines persönlichen Blödmanns der Woche zeichnest Du Dir Deinen Frust und Heißhunger von der Seele. Auch ein Ausmalbuch oder witzige Doodeleien helfen Dir über den Berg. Malen und Zeichnen beanspruchen einen anderen Teil des Gehirns als zum Beispiel Büroarbeit und werden Dich auf andere Gedanken bringen.

- Im Restaurant werden wir öfter von der Menüwahl der anderen am Tisch beeinflusst. Suche Dir etwas Gesundes aus – schlank machend, falls Du gerade abnimmst – und bestelle möglichst zuerst, bevor die anderen ihre Bestellung aufgeben.

- Probiere es doch mal mit Power Walking! Wenn Du zur Arbeit gehst, zur Post oder in den Supermarkt, könntest Du nicht bloß hinlaufen, sondern Power walken. Das sportliche Walking ist eine wirklich tolle Sache für Fitness und Figur, verringert das Stressgefühl und klärt Deinen Kopf. Auf geht's!

- Falls Du Dich nachmittags müde fühlst und deshalb zu Koffein oder Süßem greifst, dann versuche es mal mit mehr Protein und weniger Kohlehydraten zum Mittagessen. Hättest Du sonst mittags im Büro ein Brot mit kaltem Huhn und Salat gegessen, iss nur das Huhn mit

Salat, ohne Brot. Dann fühlst Du Dich nachmittags längst nicht mehr so schlapp.

- Ein „Ich habe gerade an Dich gedacht"-Telefonat tut wahre Wunder für das Glücksgefühl. Ehefrau, Nachbar oder Bekannter ... Bestimmt freuen sich alle über Deinen Anruf und auch Dich wird das Gespräch viele Stunden lang positiv stimmen.

- Wenn Du am liebsten sofort in die Keksdose greifen möchtest, gehe stattdessen zehn Minuten lang spazieren. Ein strammer Spaziergang bringt Dich in Windeseile auf andere Gedanken und steigert Deine Energie und Aufmerksamkeit.

- Wenn Du denkst, dass Du es kannst, dann schaffst Du es auch. Also positiv denken. Glaube an Dich selbst! Sobald sich in Deinem Kopf negative Gedanken einschleichen, wische sie auf der Stelle beiseite und ersetze sie mit einem klaren: „Ich kann das!"

- Geschmack kann man umpolen, falls Du das mal ausprobieren willst. Wenn Du zum Beispiel schreckliche Lust auf Schokolade hast, dann greife stattdessen zu Weintrauben. Wenn Du das eine Weile lang durchhältst, bekommst Du irgendwann Lust auf Trauben, statt auf Schokolade. Selbstverständlich kannst Du statt Weintrauben auch Gurken, Apfelschnitze, Karotten oder sonstwas wählen. Idealerweise etwas Gesundes und Kalorienarmes, das dem Körper gut tut und das ganze Jahr hindurch in jedem Supermarkt erhältlich ist.

- Falls Dich Einkaufen stresst: Organisiere Deine Einkäufe so, dass Du nicht oft dem Haus musst. Wenn Du sowieso im Ort zum Zahnarzt musst, könntest Du auch zum Postamt und zum Supermarkt gehen, statt drei Mal in die Stadt zu laufen. Für die Einkaufsmenge gilt das auch! Kaufe Waschmittel, Küchenpapier, Katzenstreu und so weiter in größeren Mengen ein. Mittlerweile kann man vieles online kaufen und liefern lassen. Auch das erspart Dir nervigen Einkaufs-Stress.

- Da Du in Zukunft nun viel selbst kochen willst, sollte Deine Küche ein erfreulicher Ort sein, an dem Du Dich gerne aufhältst. Aufgeräumte Arbeitsflächen gehören für mich dazu, Küchenkräuter auf meinem Fensterbrett und, nach Stimmung, musikalische Untermalung oder ein Glas Wein. Richte Deine Küche so ein, dass sie Dir wirklich gut gefällt! Dabei solltest Du auch das Praktische nicht vernachlässigen. Scharfe Messer sowie Töpfe und Pfannen von guter Qualität sind wichtig für stressfreies Zubereiten – und natürlich auch, dass Deine Familienmitglieder die Küche nicht als Ablage für Post, Schulranzen, Spielzeug und tausend Kleinigkeiten verwenden.

- Kochen macht Dir keinen Spaß? Höchste Zeit, Deine Einstellung zu ändern. Kaufe ein Kochbuch, buche einen Kochkurs und lasse Dir die besten Küchentipps und -tricks Deiner Freunde verraten. Auch im Internet findest Du Rezepte, die selbst blutigen Anfängern gelingen. Nicht vergessen: Das Auge isst mit. Selbst ein nicht ganz so perfekt geratenes Mahl verwandelt sich durch ein schönes Arrangement auf dem Teller in ein wahres Gourmetgericht. Sorge bitte für Farbigkeit im Essen! Wenn das Essen relativ gleichfarbig ist, wie beispielsweise eine Quiche oder ein Braten mit Kartoffeln und Sauce, kannst Du mit ein paar Farbtupfern viel bewirken. Zum Beispiel einfach Petersilie und Granatapfelkerne über das Essen streuen oder die Servierplatte mit Kirschtomaten, Radieschen und Kresse dekorieren.

- Gemüse- und Kartoffelreste lassen sich pürieren und mit Brühe in eine köstliche Suppe verwandeln. Gerade Kinder essen Gemüse so lieber als gedünstet auf dem Teller. Püriertes Gemüse kann auch in eine Sauce verwandelt oder heimlich untergemischt werden.

- Auch mithilfe einer Raspel lassen sich Sellerie, Möhren, Gurke und so weiter unter Saucen oder in sonstige Gerichte schmuggeln, ohne dass es Gemüsehassern groß auffällt. Auch bei Bouletten kannst Du geraspeltes Gemüse unter das Gehackte mischen.

- Das englische Sandwich enthält Aufschnitt und Käse sowie Tomaten, Gurken und Salat. Statt Butter wird dazu üblicherweise Mayonnaise auf die ungetoasteten Brotscheiben gestrichen. Schlank machender und gesünder wäre es, statt der Mayonnaise gewürzten Magerquark zu nehmen und auf Vollkornbrot zu streichen. Gut schmecken dazu auch pürierte Avocados (zum Abnehmen leider nicht so ideal) oder Tomaten-Salsa. Darüber dann Salat, Tomate, Gurke & Co und ganz oben eine Scheibe mageren Schinken oder Käse. Mit einer weiteren Scheibe Vollkornbrot bedecken, falls Du das Sandwich mit der Hand essen willst.

- Bring Obst in Dein Leben! Gefrorene Trauben sind sehr erfrischend als Eiscreme-Ersatz und pürierte Bananen köstlich als Brotaufstrich. Orangen, Apfelstückchen oder Granatapfelkerne machen Deinen Salatteller bunt und köstlich. So bringst Du im Nu gesundes Obst auf

Liebevoll schlank

Deinen Speiseplan.

- Bitte die Bedienung im Restaurant, Brotkorb und Butter entweder wieder mitzunehmen oder gar nicht erst auf Deinen Tisch zu stellen. Stehen die Verlockungen erst mal vor Dir, greifst Du auch zu. Schon weil Du die Zeit überbrücken willst, bis das bestellte Essen kommt – und dann bist Du mit Brot und Butter im Bauch schon wieder halb satt. Unterhalte Dich lieber nett während der Wartezeit. So ersparst Du Dir das Völlegefühl und die Reue nach dem Essen.

- Idealerweise lässt Du im Restaurant den Nachtisch weg. Ein Kaffee ist zum Abschluss auf jeden Fall besser für die schlanke Linie als die kalorienreiche Dessert-Kreation des Chefkochs. Du kannst dann zu Hause eine Praline als Betthupferl naschen, wenn Du magst. Für Deine schlanke Linie ist das klar vorteilhafter als Tiramisu, Pudding oder Eiscreme.

- Wenn Du Alkohol trinken möchtest, verzichte am besten auf Piña Coladas und andere Mixgetränke. Die meisten Cocktails enthalten zuckrige Zutaten wie Likör oder Sirup, die sich schnell auf die Figur schlagen. Halte Dich lieber an ein Glas Wein, Weinschorle oder ein Bier. So behältst Du die Übersicht.

- Falls Dir der Sinn gerade rasend nach Schokolade steht, wie wäre es mit einem Schokoladen-Obst-Fondue? Ich nehme dafür eine dunkle Schokolade mit hohem Schokoladenanteil und schmelze sie unter Zugabe von ein wenig Wasser. Zucker verwende ich nicht, weil reifes Obst ohnehin süß ist. Das ganze Jahr hindurch süß sind zum Beispiel

Bananen, die mit Schokoladensauce zusammen köstlich schmecken. Falls Dir dunkle Schokolade nicht gut schmeckt, kannst Du natürlich auch Milchschokolade nehmen. Die Hauptsache ist hier, möglichst viel gesundes Obst zu essen und die Schokosauce eher sparsam zu verwenden.

- Wenn Du mit einer Freundin im Café sitzt, läuft euch beim Anblick all der Kuchen und Croissants wahrscheinlich das Wasser im Mund zusammen. Falls Ihr trotz bester Vorsätze nicht widerstehen könnt, wählt einen Keks oder sonst etwas Kleines und teilt es. Es ist immer eine gute Idee, Dich so zu hinzusetzen, dass Dein Blick nicht auf die Kuchenauswahl fällt. So kommst Du nicht so in Versuchung. Auch beim Anstehen an der Theke halte Deine Augen oben, weg von der Kuchenauswahl. Zähle die Blumen auf der Tapete, betrachte die Frisur der Bedienung oder sonstwas. Hauptsache, Du lässt Dich nicht unnötig von den Verlockungen aus der Backstube verführen.

- Besorge Dir ein Pedometer und habe es immer dabei. Eventuell hast Du auch schon eins auf Deinem Handy. Empfohlen werden meistens 10.000 Schritte/Tag, obwohl die World Health Organisation (WHO) mittlerweile vom reinen Schrittzählen abgekommen ist. Die Anzahl deiner Schritte allein sagt nichts darüber aus, wie sehr Du Dich dabei bewegst und außer Atem kommst. Deshalb integriere immer mal wieder 10 Minuten in Deinen Tag, in denen Du deutlich schneller läufst als sonst oder flott vor Dich hin tanzt. Vielleicht putzend mit dem Staubtuch in der Hand? Bitte besprich eine Änderung Deiner körperlichen Aktivitäten sicherheitshalber mit Deinem Arzt. Für alle kranken und älteren Menschen gilt das natürlich sowieso.

Liebevoll schlank

- Wenn Du sonst immer ausgiebig spazieren oder zum Fitness gehst, aber heute keine große Lust darauf hast, dann mache es wenigstens 10 Minuten lang. Auch das tut Dir sehr gut und wer weiß, vielleicht verlängerst Du die Minutenzahl doch, wo Du schon dabei bist.

- Es ist eine tolle Idee, für jedes gesunde Gericht, das Du isst, Geld in Dein Sparschwein zu stecken. Wenn Du irgendwann das gewünschte Gewicht erreicht hast, steckt genug Geld drin, um Dir die passende Kleidung oder schicke Accessoires zu kaufen.

- Du sammelst Geld für einen guten Zweck? Widme Dein Sparschwein einer wohltätigen Organisation, an die Du den gesammelten Betrag spendest. Dort jedesmal ein Geldstück hineinzuwerfen, nachdem Du Sport getrieben oder gesund gegessen hast, macht Spaß! So tust Du nicht nur Deinem Körper etwas besonders Gutes, sondern auch dem karitativen Projekt, an dem Dein Herz hängt.

- Packe eine Fitness-Tasche und verwahre sie im Kofferraum Deines Autos. Springseil, Hanteln, Frisbee, Beach-Ball ... Was immer Dein Herz begehrt. So bleibt Deine Fitness nicht auf der Strecke, wenn Du Dich auf einer längeren Tour oder auf einem Ausflug mit der Familie befindest.

- Nutze Trimm-Dich-Pfade und Sportgeräte in Parks und Wäldern, um aktiv zu werden. Deinen Garten oder Hof könntest Du zum Beispiel mit einem Basketballkorb oder Trampolin ausstatten. Das macht nicht nur Kinder fit, sondern auch Dich.

- Gerade in den Ferien locken viele Restaurants zum Verweilen und kulinarischen Genießen, zum Beispiel mit den beliebten all-inklusive Menüs im Hotel. Anschließend bist Du vom Essen so schlapp, dass Du Dich in einen Liegestuhl fallen lässt, um Dich erstmal zu erholen. Versuche, Deinen Grundumsatz mit Spaziergängen und sportlichen Aktivitäten anzukurbeln und vor allem auf eine gesunde Ernährung zu achten. Klar willst Du bei dem schönen Wetter auch Eis essen, in den Ferien sowieso. Aber wenn Du heute bereits einen Eisbecher genossen hast, wäre es gut, abends keinen Nachtisch zu essen.

- Rot-, Gelb- und Orangetöne sowie der gelbliche Schein einer Kerze stimulieren den Appetit. Blau bewirkt das Gegenteil. Deshalb sind die wenigsten Restaurants in Blautönen eingerichtet. Falls Du Dir vorgenommen hast, weniger zu essen, könnte ein blaues Ambiente in Küche oder Esszimmer helfen. Blaues Tischtuch, blaue Essteller und auch sonst möglichst viel Blau sollten Deinen Appetit deutlich zügeln.

- Stelle keine Schüsseln auf den Tisch, sondern serviere das Essen auf Tellern angerichtet. Ist Dein Teller leer, gibt es nichts mehr – genau wie im Restaurant. Bitte keine Riesenportion auf den Teller laden. Deine Handfläche ist ein gutes Maß für die richtige Portionsgröße. Falls Du normalerweise mehr isst, kannst Du die Menge auf dem Teller schrittweise reduzieren. So gewöhnst Du Dich langsam und stressfrei an kleinere Portionen.

- Du möchtest im Moment keine größeren Änderungen vornehmen? Dann könntest Du die Dickmacher in Deinem Speiseplan auflisten und etwas weniger davon essen. Ein Keks weniger am Tag, ein Stück Käse weniger, ein Löffel Zucker weniger ... All das macht über das Jahr einiges an Kalorien aus, die Du nicht gegessen hast.

- Liebe geht bekanntlich durch den Magen ... und Du isst dann fleißig mit? Zeig Deinen Lieben doch einmal auf andere Weise, wie sehr Du sie magst. Vom Taschenlampenspaziergang mit den Kindern bis hin zu romantischen Kuschelstunden mit dem Liebsten auf dem Sofa – Hauptsache, es dreht sich nicht immer nur ums Essen.

- Liste Deine schlechten Angewohnheiten auf, selbst wenn sie bisher keine erkennbar negativen Auswirkungen hatten. Ein vornehmlich sitzender Lebensstil; zu viel Alkohol; Zigaretten; wenig Schlaf; eher ungesundes Essen ... und nun denke bitte darüber nach, wie Du all diese schlechten Angewohnheiten verbesserst. Wie kannst Du mehr Bewegung in Deinen Alltag bringen und mehr Vitamine auf den Teller? Wie kannst Du Deinen Alkoholkonsum oder die Anzahl der von Dir gerauchten Zigaretten reduzieren? Wann müsstest Du ins Bett gehen, um genügend Schlaf zu bekommen, und wie kannst Du Dein Abendprogramm entsprechend umstellen?

- Bei allen stressbedingten Störungen ist Entspannung angesagt. Yoga und Meditation sowie sportliche Betätigung helfen hier. Sage öfter Nein und gib nervige Aufgaben möglichst an andere ab, die das auch können. Falls die Menschen in Deinem Umfeld daran gewöhnt sind, dass Du für alles zuständig bist, ist das anfangs keine leichte Sache. Besonders, wenn Du alles sofort ändern willst. Du ahnst sicher, wer gerne bereit ist mitzuhelfen und wer nicht. Die nicht so Hilfsbereiten kannst Du nach und nach an kleine Änderungen gewöhnen.

- Viele Raucher haben Dauerhusten und eine schlechte Durchblutung. Andere ernähren sich falsch und bekommen Verstopfung, Ekzeme, Zahnfleischbluten oder ähnliches. Ganz zu schweigen von all den Problemen, die ein vornehmlich sitzender Lebensstil mit sich bringt. Mache am besten eine Liste Deiner Krankheiten und Zipperlein, die Du früher nicht hattest. Wie kommst Du in den gesunden Zustand zurück? Besprich bitte mit einem Experten, also beispielsweise mit Deinem Arzt, Ernährungsberater oder einem Fitness-Coach, welche Aktionen Dich in die richtige Richtung bringen. Weißt oder ahnst Du vieles längst, hast aber keine große Lust auf Veränderung? Nimm Dir einfach kleinere Ziele vor, die Du leicht erreichen und beibehalten kannst. Wichtig ist, überhaupt Schritte in die richtige Richtung zu machen!

- Hartnäckige Beschwerden, die unter anderem wegen einer falschen Ernährung auftreten, sind Blähungen, Völlegefühl sowie Sodbrennen & Co. Deshalb möchte ich hier etwas ausführlicher darauf eingehen. Solche Verdauungsprobleme haben oft medizinische Ursachen, die Du beim Arzt abklopfen lassen solltest. Vielleicht haben sich auch die falschen Bakterien in Deinem Verdauungstrakt eingenistet oder gute Bakterien an Stellen, wo sie gar nicht hingehören. Du könntest auch eine Intoleranz gegen Nahrungsmittel haben, die Du gern und regelmäßig isst.

Blähungen, Sodbrennen & Co

In Zeitschriften und Journalen drängelt sich die Werbung für Mittelchen gegen Sodbrennen, Verdauungsprobleme oder Völlegefühl. Auch aus dem Fernseher hallt regelmäßig ein leidendes: „Ich fühle mich heute so gebläht."

Es scheint so als hätten sich diese Zipperlein zu einer Volkskrankheit entwickelt. Eigentlich sollten wir uns nach dem Essen doch angenehm gestärkt und fit fühlen. Nicht schlapp wie der Wolf mit sechs Geißlein im Bauch. Noch dazu soll Übergewicht jetzt mit einer Messung des Hüft- und Bauchumfangs festgestellt werden, die dann miteinander in Relation gesetzt werden. Ich bin nicht sicher wie das gehen soll, wenn man von innen heraus aufgebläht ist. Viele Menschen betreffen Blähungen nicht nur nach dem Genuss bestimmter Nahrungsmittel, sondern den ganzen Tag lang.

Du hast Deinen Arzt bereits um seinen Rat gefragt und Dich längst auf Unverträglichkeiten oder sonstige Gründe für das Problem testen lassen, ohne die lästigen Beschwerden loszuwerden? Spätestens jetzt greifst Du wahrscheinlich zu den angepriesenen Mitteln aus der Werbung. Die meisten dieser Produkte lindern dummerweise nur das Symptom, also zum Beispiel Dein Sodbrennen. Die Ursache, warum es regelmäßig dazu kommt, wird nicht behandelt.

Nahrungsmittel geschickt kombinieren

Kombiniere die Lebensmittel, die Du isst, doch einmal anders. Manche Nahrungsmittelkombinationen führen bei einem empfindlichem Magen- und Darmtrakt nämlich zu lästigen Verdauungsbeschwerden. Blähungen, Sodbrennen, Verstopfung, die ganze Palette. Vielleicht liegen Deine

Beschwerden aber auch daran, dass Du Nahrungsmittel in der falschen Reihenfolge isst. Ohne die folgenden Ratschläge mal eine Weile lang ausprobiert zu haben, wirst Du es nie erfahren. Sie haben bereits vielen geholfen, ihre verhassten Verdauungsprobleme loszuwerden. Aber jeder Mensch ist anders. Versuche es einfach.

- Obst immer zuerst essen, auf nüchternen Magen und mit 30 Minuten Abstand zu den Nahrungsmitteln, die Du anschließend isst. Melone möglichst allein genießen.

- Stärkehaltige Lebensmittel mit Gemüse essen, nicht mit Protein. Nudeln mit Tomatensauce wären hier gut oder vegetarische Sushi. Also nicht die klassische Kombination Kartoffeln + Steak + Salat, sondern hier das Steak (Protein) weglassen. Hülsenfrüchte enthalten Stärke und Protein, vornehmlich aber Stärke. Deshalb sollten sie mit Stärke zusammen gegessen werden. Zum Beispiel Reis mit Bohnen-Chilli (ohne Fleisch oder Joghurt).

- Protein mit nicht-stärkehaltigem Gemüse essen, nicht mit Stärke. Bei der Kombination Kartoffeln + Steak + Salat die Kartoffeln weglassen. Der klassische Hamburger ist auch eine falsche Kombination. Hier die Boulette nur mit dem Gemüse essen, ohne rot. Lachs mit Broccoli wäre zum Beispiel auch eine gute Wahl.

- Fleisch und Fisch nicht gemeinsam mit Milch und Milchprodukten essen. Also kein Käse zum Burger und keine Sahnesauce zu Fisch, beispielsweise.

- Beim Essen nicht trinken. Zwar sollten wir am Tag mindestens 1.5l Wasser trinken, aber wenn wir das beim Essen machen, verwässern wir die Verdauungssäfte im Magen. Dadurch wird die Nahrung möglicherweise nicht so gut verdaut, wie es eigentlich sein sollte. Am besten ist es scheinbar, bis zu 15 Minuten vor dem Essen zu trinken und dann wieder eine Stunde danach.

- Je weniger Zutaten im Gericht, desto leichter ist es verdaulich. Also halte Deine Speisen möglichst simpel.

- Auf Nachtisch nach dem Essen solltest Du verzichten.

Hier die Tipps gegen Sodbrennen, Verdauungsprobleme und Völlegefühl noch einmal zusammengefasst:

Salat sowie nicht-stärkehaltiges Gemüse passen zu allem. Stärke und stärkehaltiges Gemüse wie Reis, Kartoffeln, Hülsenfrüchte und Mais sollten nicht mit Protein gemischt werden. Früchte immer zu allererst und komplett separat von anderen Lebensmitteln essen. Milchprodukte sollten nicht zusammen mit Fisch oder Fleisch verzehrt werden.

Käsekuchen mit Obst geht also zum Beispiel gar nicht, weil es drei Gruppen auf einen Schlag beinhaltet, Stärke (Kuchen), Protein (Quark) und Obst. Das Gleiche gilt für Obstkuchen mit Sahne (Kuchen = Stärke, Sahne = Protein) oder das traditionelle Müsli (Haferflocken = Stärke, Joghurt = Protein) mit Obst.

Pizza ist eine gute Kombination für die Verdauung, solange kein Käse und Fleisch, sondern nur Tomatensauce und Gemüse darauf ist.

Auch bei Salaten bitte darauf achten, was Du alles dazu gibst. Oft wird ein Salat mit Kernen und Nüssen, Käsescheiben, Apfel oder Croutons angereichert. Bei der hier vorgegebenen Nahrungsmittelkombinationen wäre das nicht möglich. Passende Kombinationen wären Hühnchen mit Tomaten und Paprika. Nudelsalat mit Gemüse. Fisch mit Spinat. Also nur zwei oder drei Zutaten, die gut miteinander kombinierbar sind.

Fruchtquark oder auch Fruchtjoghurt enthalten Obst und Protein, was bei Verdauungsbeschwerden nicht kombiniert werden sollte.

Das nur, um ein paar Beispiele zu nennen. Das bedeutet nicht, dass Du manche Lebensmittelgruppen nicht mehr essen darfst. Ausgewogene Ernährung bedeutet, dass Du sämtliche Lebensmittelgruppen isst, um Deinen Körper optimal zu versorgen. Der Trick ist, schmackhafte Rezepte und Kombinationen von Lebensmitteln neu zu entdecken. Beispielsweise Obstsalat statt Obstquark. Den Quark (ohne das Obst) isst Du dann vielleicht später als kleinen Snack am Nachmittag.

Wenn Du Dein Essen eine Weile lang so kombinierst, merkst Du recht bald, wie Dein Verdauungsapparat darauf reagiert. Ich habe sehr positive Erfahrungen damit gemacht und fühle ich mich dann nach dem Essen längst nicht so voll wie die anderen am Tisch, die alles vermischt hatten.

In welcher Reihenfolge isst Du?

Sinnvoll ist auch, diese zweite Variante auszuprobieren: Essen in einer bestimmten Reihenfolge. Du isst, was Du sowieso gegessen hättest, aber nacheinander. Hierbei liegt die Theorie zugrunde, dass unterschiedliche Nahrung eine unterschiedliche Verdauungszeit hat und vom Magen in der Reihenfolge in den Darm weiterwandert, in der gegessen wurde. Obst wird zum Beispiel schnell verdaut und tierisches Eiweiß langsam. Deshalb würde, wenn Du nach Deinem Steak einen Apfel isst, der Apfel bereits verdaut im Magen liegen und nicht in den Darm weiterwandern können, weil das Steak, das Du zuvor gegessen hast, noch nicht verdaut ist und den Weg blockiert. So fermentiert der Apfel in Deinem Magen vor sich hin und es bilden sich Gase und Alkohol. Hättest Du den Apfel zuerst gegessen, heißt es, dann könnte der Apfel in den Darm wandern, während das Steak in Ruhe zur Verdauung im Magen bleibt.

Die Reihenfolge, in der Du die verschiedenen Nahrungsmittel zu Dir nehmen solltest, hängt also von deren Verdauungszeit im Magen ab. Die wasserhaltigen Nahrungsmittel isst Du immer zuerst. Dann schreitest Du entsprechend fort. Nun isst Du Deinen Teller ordentlich Nahrungsmittel für Nahrungsmittel leer. Nicht alles durcheinander.

In dieser Reihenfolge solltest Du essen, falls Du das mal ausprobieren willst:

1. Wasser und Getränke
2. Früchte & Melone
3. Rohes Gemüse & Salat
4. Gekochtes oder gedünstetes stärke-armes Gemüse (z.B. Spinat, Broccoli, Zucchini). Hierbei Wurzelgemüse möglichst nach den anderen Gemüsen essen.
5. Stärkehaltiges Gemüse (z.B. Kartoffeln, Kürbis, Mais, Süßkartoffeln)
6. Getreide (z.B. Hirse, Reis, Buchweizen, Haferflocken)
7. Bohnen & Hülsenfrüchte (z.B. Linsen, Erbsen, Kichererbsen, Kidney Bohnen)
8. Samen (z. B. Sonnenblumen, Kürbis, Sesam)
9. Nüsse (z.B. Mandeln, Erdnüsse, Pecan Nüsse, Walnüsse)
10. Milchprodukte. Alles Fettarme zuerst (z.B. Magerquark oder

fettarme Milch). Dann Vollmilchprodukte. Am längsten verdaut Vollmilch-Hartkäse.

11. Tierisches Protein. Bitte in dieser Reihenfolge essen:
    Eier – Fisch – Huhn – Truthahn - Rind, Lamm - Schwein

Die oben genannten Regeln können für alle Menschen vorteilhaft sein, die mit lästigen Verdauungsbeschwerden zu kämpfen haben. Wer weiß, vielleicht liegt Dein Problem auch an der falschen Nahrungskombination oder der falschen Reihenfolge, in der Du isst. Probiere es aus!

Bei beiden Methoden wirst Du Dich nach einer Mahlzeit längst nicht so unangenehm voll fühlen. Zusätzlich lasse Dir beim Essen bitte Zeit und kaue lange und gründlich. Beim Kauen leistest Du nämlich bereits eine Art Vorverdauung. Dein Magen hat weniger Arbeit mit der Verdauung, wenn Du Dein Essen bereits breiähnlich zerkaut hast, als wenn Du es nur kurz ankaust und runterschlingst. Außerdem tritt beim langsamen Essen und gründlichem Kauen schneller ein Sättigungsgefühl auf. Oder anders gesagt: Du merkst, dass Du satt bist, bevor Du zu viel gegessen oder bereits nachgenommen hast.

Wie könntest Du ein diese Tipps und Tricks in Dein Leben einbringen?

_____

_____

_____

_____

_____

Falls Du oft unter Blähungen leidest, solltest Du auf kohlensäurehaltige Getränke verzichten. Mit den kleinen Bläschen in Bier, Sekt, Limonade oder Mineralwasser trinkst Du Dir Luft in den Bauch. Blähungen zum Schlucken sozusagen, zusätzlich zu dem Völlegefühl und den Blähungen, die Du sowieso schon hast. Gründliches Kauen und langsames Essen verhindern, dass Du bei Mahlzeiten zu viel Luft schluckst. Verzichte bitte möglichst auf Kaugummi. Das bewirkt nämlich auch, dass unnötig viel Luft in Deinem Bauch landet.

Sämtliche Luft, die Du oben hineintust, bläht Dich nicht nur unnötig auf und lässt Dich am Bauch dicker erscheinen als Du tatsächlich bist, sondern muss auch irgendwann wieder entweichen. Das ist leider nicht in jeder Situation so passend. Langsamer Essgenuss und die Umstellung auf stilles Wasser ist bereits einen großen Schritt in die richtige Richtung.

Welche kohlensäurehaltigen Getränke trinkst Du gerne? Womit könntest Du sie ersetzen?

_____

_____

Kapitel 7 – Kinderleicht schlank

Die I 💜 ME Ernährungsweise lässt sich bestens in Dein Leben integrieren. Wenn Du dazu noch mehr Bewegung und leichteres, gesundes Essen mit hineinbringst, sowieso. Den Plan für diese Abnehmphase habe ich nicht selbst erfunden. Er basiert auf dem einer englischen Abnehmgruppe, zu der ich früher regelmäßig ging. Ich habe das Ganze vereinfacht, damit es für mich besser passt. Ich hoffe, dass auch Du gut damit leben kannst.

Vielleicht hast Du Deine eigene Vorstellung, wie Du gesund abnehmen möchtest, ausgewogen und ganz und gar ohne Abnehmplan. In dem Fall lies Dir dieses Kapitel bitte trotzdem aufmerksam durch. Die 50:50-Regel und das fettarme Kochen sind eigentlich für jeden eine Bereicherung. Zudem findest Du viele weitere Tipps, die Dich beim Abnehmen unterstützen.

Nichts leichter als das!

Die I 💜 ME Abnehmphase: So geht's

Während der Abnehmphase kochst Du mit möglichst wenig Fett. Dazu gehört unter anderem, beim Nudelkochen kein Öl ins Wasser zu geben und weder Butter, Käse, noch fetthaltige Saucen zu den Spaghetti zu essen. Vom Fleisch sollte alles sichtbare Fett entfernt werden. Würste und Wurstwaren solltest Du komplett vermeiden, denn darin versteckt sich viel Fett. Eine Ausnahme wäre hier magerer Schinken, bei dem Du natürlich auch wieder alles sichtbare Fett entfernst. Bei Geflügel solltest Du die Haut entfernen, am besten bereits vor der Zubereitung.

Gehacktes sollte nicht mehr als 5% Fett enthalten. Frage bitte den Metzger danach oder lass Dir ein mageres Stück Fleisch ohne sichtbares Fett durch den Fleischwolf drehen.

Vorbereitung ist alles! Besorge Dir eine Öl-Sprühflasche, um Deine Pfanne einzusprühen. Zwei bis vier Mal sprühen genügt. Das reicht für jede Art von Kurzgebratenem wie beispielsweise Spiegeleier, Bratfisch, Steak oder einer Gemüsepfanne. Damit nichts anbrät, gibst Du bei Bedarf ein wenig Wasser oder klare Brühe dazu.

Du bist Dir nicht sicher, wie viel Fett in der Brühe schwimmt? Lasse die Flüssigkeit erkalten. Oben lagert sich dann weiß das Fett ab. Nun einfach abschöpfen, dann stimmt's.

Bevorzuge bitte grundsätzlich Lebensmittel, die fettfrei gekocht und serviert werden können. Zum Beispiel Pellkartoffeln, gekochte Eier, Reis, Spaghetti (alles ohne Fett im Wasser oder in der Schüssel). Bei Quark möglichst die Magerstufe verwenden und ihn dann mit Wasser oder fettarmer Milch anrühren.

Vermeide „Fettfrei"-Fallen wie zum Beispiel Gummibärchen. Die sind zwar fettfrei, aber stecken voller Zucker. Somit sind sie Dickmacher und ungesund.

Versuche, beim Einkaufen einen Bogen um Fertigprodukte zu machen. Also um Nahrungsmittel, die bereits aus verschiedenen Lebensmitteln hergestellt sind, sodass Du das zu Hause nicht mehr selbst erledigen musst. Pizza, Erdbeerjoghurt, Ketchup, Vanillesauce, Fertiggerichte oder gesüßte Cerealien gehören dazu, um nur ein paar Beispiele zu nennen. Kaufe am besten, was genau so an Baum, Strauch oder auf dem Acker gewachsen ist. Auch bei Fleisch und Fisch gilt: Mageres Fleisch oder Fisch sind gut; jegliche Vermischungen wie Wurst, Leberkäse, Aufschnitt und Pasteten sind es nicht. Alles sichtbare Fett sowie die Haut bei Geflügel bitte spätestens vor dem Verzehr entfernen.

Ausgerechnet die Lebensmittel und Speisen, die Du so gern isst, haben

Liebevoll schlank

Dir Dein Gewichtsproblem beschert. Vergiss das bitte nicht. Selbst wenn Dein Ernährungs-Tagebuch zeigt, dass es wahrscheinlich am geliebten Kaffeklatsch liegt, macht es Sinn, auch Deine Kochgewohnheiten genau unter die Lupe zu nehmen. Viele Deiner Lieblingsgerichte kannst Du viel gesünder zubereiten als Du das vielleicht im Moment machst. Vielleicht nimmst Du auch einfach zu viel von etwas Gesundem zu dir. Zu viele Nüsse, Obstsaft und Avocados oder zu viel Milch, zum Beispiel.

Denke bitte über gesunde, schlank machende Alternativen nach, mit denen Du Dickmacher auf Deinem Speiseplan ersetzen kannst. Tee mit Zitrone statt Cappuccino. Ofenkartoffeln statt Bratkartoffeln. Gegrillt statt gebraten. Gegart statt frittiert. Handarbeiten statt Nüsse knabbern. Boulette mit Salat statt Hamburger mit Fritten. Obst statt Pudding. Öl sprühen statt gießen. Bei Hungergefühl erst einmal Wasser trinken, statt sofort etwas zu essen.

Kleinere Teller helfen beim Abnehmen, weil nicht so viel darauf passt. Probiere es ruhig aus. Iss in Ruhe, kaue gründlich und warte ab, bevor Du Dir nachnimmst. Es dauert immer ein wenig, bis Dein Körper signalisiert, dass er jetzt satt ist. Wenn alle mit dem Essen fertig sind, räume bitte die Schüsseln fort. Solange Reste auf dem Tisch stehen, greifst Du früher oder später zu und isst mehr als Du eigentlich vorhattest.

Alles Pürierte und auch gekochtes Obst kann leider bewirken, dass Du keinen oder nur wenig Abnehmerfolg hast. Damit meine ich zum Beispiel Smoothies oder Kartoffelbrei, Apfelmus und ähnliches. Einkochen und Pürieren bewirkt, dass aus viel Obst und Gemüse eine kleinere Menge wird. So isst Du mehr als Du sonst davon gegessen hättest. Das Gleiche gilt für Trockenobst und -gemüse.

Die 50:50 Regel

Fülle die Hälfte des Tellers mit frischem Salat, Obst oder Gemüse. Die andere Hälfte füllst Du mit dem, was Du außerdem essen möchtest. Spaghetti Napoli, zum Beispiel, zubereitet wie oben angegeben (ohne Fett in Nudelwasser, Schüssel oder Sauce).

Um Kalorienzählen geht es bei I ♥ ME nicht. Deshalb brauchst Du also nicht unglücklich auf einem Salatblatt herumzukauen, sondern kannst die ganze Salatschüssel leer essen – und so viele Spaghetti Napoli wie Du willst, solange Du sie so zubereitest wie oben angegeben und Du Dich an die 50:50 Regel hältst.

Um einseitige Ernährung zu vermeiden, gibt es die ♥ **und** ♥ ♥ **Listen**, von denen Du täglich jeweils Deine Auswahl triffst. Hier musst Du leider abwiegen. Bitte nicht schätzen. Dabei vertut man sich allzu schnell und schon klappt es mit der Gewichtsabnahme nicht. Mach Dir also in Deinem eigenen Interesse die Mühe, diese wenigen Dinge abzuwiegen.

Sämtliche Nahrungsmittel auf der I ♥ **ME Soviel-Du-willst Liste** sind frei verzehrbar, ganz ohne Wiegen und Kalorienzählen. Dabei gilt wie immer, dass fettfrei gekocht wird, mit Ausnahme von zwei bis vier Mal sprühen aus der Öl-Sprühflasche.

Selbstverständlich kannst Du auch Dinge essen, die nicht auf dem I ♥ ME Ernährungsplan stehen, wenn Du darauf Appetit hast. Aber bitte nicht mehr als **insgesamt** 300 kcal pro Tag. Ich habe einige Beispiele aufgelistet, damit Du Dich orientieren kannst. Ansonsten gucke bitte auf der Produktverpackung nach, was dort angegeben ist. Oder besorge Dir eine Kalorien-App für Dein Handy.

Verzichte bitte auf Zucker, auch wenn das eine Umstellung für Dich ist. Süßstoff darfst Du während der Abnehmphase zu Dir nehmen. Achtung: Xylit, auch Xylitol genannt, ist leider pures Gift für Hunde. Du musst besonders aufpassen, dass Dir nicht aus Versehen ein damit gebackener Keks unter den Tisch fällt und Dein Hund ihn frisst. Ich lasse deshalb die Finger davon. Mal ganz ehrlich – wenn mein Hund davon stirbt, möchte ich so ein Lebensmittel wirklich im Haus haben?

Mit welcher Gewichtsabnahme kann ich rechnen?

Am Anfang verliert man beim Abnehmen grundsätzlich relativ schnell. Deshalb wirst Du anfangs in der Abnehmphase schöne Erfolge erzielen. Allerdings ist ein großer Prozentsatz davon Wasser. Recht bald pendelt es sich bei einer Gewichtsabnahme von etwa 500 g pro Woche ein. Wie viel Du abnimmst, hat mit Deinem Alter und Geschlecht zu tun, und wie viel Bewegung Du täglich hast. Menschen, deren Körper und Umstände sind verschieden. Wenn Deine Freundin schneller abnimmt als Du, so ist das völlig normal. Freue Dich selbst über eine kleine Gewichtsabnahme, denn das bedeutet, dass Du in die richtige Richtung gehst.

Bitte bedenke, dass sich Deine Haut besser an Deine neue, schlankere Figur anpasst, wenn Du möglichst langsam abnimmst. Lass Dir Zeit und konzentriere Dich darauf, Deinem Körper jetzt ausreichend Vitalstoffe und gesunde Wohlfühlkost zuzuführen. Der I ♥ ME Ernährungsplan ist randvoll mit köstlichen Nahrungsmitteln, die Dich gesund, schlank und fit machen.

Falls Du pro Woche „nur" 250 g abnimmst und Dich darüber ärgerst, dann gehe mal in den Supermarkt und kaufe Dir dort eine 250 g Packung Butter. Betrachte sie zu Hause genau. Wiege den Butterklotz in Deiner Hand. Packe die Butter aus, gleite mit den Fingern darüber, sieh sie von allen Seiten an. Dieses ganze weiß-gelbliche Fett hast Du jetzt nicht mehr auf den Hüften, hurra! Also bitte nicht jammern, dass Du „nur" 250 g abgenommen hast! Kaufe Dir nun jede Woche das verlorene Gewicht in Form von Butter. Du wirst staunen, wie schnell sich die Butterpackungen in Deinem Kühlschrank stapeln. Total motivierend!

Wenn Du mehr Sport treibst und Dich grundsätzlich mehr bewegst als früher, stärkst Du damit Deine Muskeln. Das ist gut, denn zu einem gesunden Menschen gehören auch fitte Muskeln im gesamten Körper. Da Deine Muskeln durch Sport schwerer und kräftiger werden, kann es zu einer leichten Gewichtszunahme kommen. Wunderbar! Durch die vergrößerte Muskelmasse wird nämlich Dein Grundumsatz gesteigert. Durch den neuen, aktiveren Lebensstil verbrauchst Du nun täglich mehr Kalorien als vorher, als Du Deine Tage noch vornehmlich sitzend und weniger aktiv verbracht hast. Resultat: Du nimmst viel leichter ab. Falls Du also jetzt aktiver wirst, mehr Sport treibst und durch die stärkeren Muskeln zunächst ein wenig zunimmst, lasse Dich bitte davon nicht stören. Langfristig hat das einen tollen Effekt!

Miss Dich bitte möglichst mit dem Zentimetermaß aus, bevor Du mit der Abnehmphase beginnst. Waden, Oberschenkel, Po, Taille, Hüfte, Oberweite, Oberarme ... Manchmal verlierst Du Zentimeter statt Pfunde. Ein echter Grund zur Freude, denn Deine Kleider sitzen nun besser und langsam, aber sicher verschwindet auch das gefährliche Bauchfett.

Zusammenfassung der wichtigsten Punkte

- Die 50:50 Regel. Den halben Teller solltest Du mit Gemüse, Obst oder frischem Salat füllen. Die andere Hälfte füllst Du mit Spaghetti oder was Du sonst essen möchtest. Alles auf Deinem Teller sollte so zubereitet sein, wie der I ♥ ME Ernährungsplan es vorsieht. Deiner

Figur zuliebe nicht nachnehmen, bevor Du alles aufgegessen hast. Warte noch ein Weilchen, denn das „Ich bin satt"-Gefühl meldet sich relativ spät. Wenn Du dann immer noch Hunger hast, nimm Dir eine kleine Portion nach. Selbstverständlich belegst Du Deinen Teller jetzt wieder nach der 50:50 Regel und isst von beiden Tellerhälften gleich viel.

Diese Regel gilt auch, wenn Du zwischendurch isst, ohne Teller. Das heißt, wenn Du Schokolade essen möchtest, dann iss zuerst dieselbe Menge Obst, Gemüse oder Salat. Dann erst isst Du die Schokolade. Wer weiß, vielleicht hast Du dann sowieso keinen Heißhunger mehr darauf.

- Koche bitte fettarm! Deine Teflonpfannen und Töpfe besprühst Du leicht mit Öl, statt es hineinzugießen oder löffelweise zu verwenden. Bitte von Fleisch alles sichtbare Fett abschneiden und von Geflügel die Haut entfernen. Fettreiche Lebensmittel nur in äußerst geringen Portionen oder überhaupt nicht essen, solange Du abnimmst.

- Gesunde Alternativen wählen. Dünsten statt grillen. Zwei, drei Mal mit dem Ölspender sprühen. Kräuter und Zitronensaft im Salat statt cremiges Dressing. Pellkartoffeln statt Fritten. Sei erfinderisch!

- Schwelge in der I ♥ ME Soviel-Du-willst Liste. Hiervon kannst Du so viel essen wie Du möchtest, solange Du die 50:50 Regel einhältst.

- Bereite möglichst alles selbst zu, denn nur so weißt Du auch, was im Essen steckt. Dadurch erkennst Du Kalorienbomben. Bitte vermeide

Fertigprodukte!

- Wähle jeden Tag aus, was Du heute von den ❤- und ❤❤-Listen essen wirst. Diese Lebensmittel sind wichtig für Deinen Körper und eine ausgewogene Ernährung. Leider machen sie nicht schlank. Deshalb halte Dich bitte an die Mengenangaben und wiege alles vor dem Verzehr ab.

- Falls Du etwas essen möchtest, das nicht im I ❤ ME Ernährungsplan steht, greife zu! Aber bitte nicht mehr als **insgesamt** 300 kcal pro Tag extra, denn sonst gefährdest Du Deinen Abnehmerfolg.

  Wenn Du heute zum Beispiel Hunger auf Schokolade, Pudding und Wurst hast, so könntest du 100 kcal Schokolade, 100 kcal Pudding und 100 kcal Wurst essen. Zusammen wären das dann insgesamt 300 kcal extra am Tag.

- Blättere in Deinem Lieblingskochbuch. Welche Rezepte könntest Du an die I ❤ ME Zubereitungsmethode anpassen? Vielleicht musst Du ein wenig herumprobieren, aber Deine Gesundheit und gute Figur sind es das wert.

- Führe täglich Dein Ernährungstagebuch, sei immer auf kulinarische Verführungen und Hungerattacken vorbereitet und höre auf Deinen inneren besten Freund! Plane neue Wege und finde Alternativen. Dabei gehst Du am besten schrittweise vor, wie bereits besprochen. Versuche, schlechte Angewohnheiten zu ändern, wo Du kannst, und plane sportliche Aktivitäten in Deinen Tagesablauf ein.

- Bereite Dich vor! Fülle bitte Kühlschrank, Gefriertruhe und Regale mit gesunden Lebensmitteln. Denke daran: Alles, was Du im Haus hast, das isst Du auch. Schokolade oder was Dich sonst noch unnötig zum Naschen verführt, solltest Du deshalb gar nicht erst über die Türschwelle tragen.

- Mit Detox- oder Darmkur sowie medizinisch betreutem Heilfasten kannst Du Dein Durchhaltevermögen unterstützen. Auch Probiotika tun Dir sehr gut! Kefir ist zum Beispiel gesund für Deinen Darm, weil er so viele gute Bakterien enthält. Auch fermentierte Produkte wie Sauerkraut oder biologischer Apfelessig gelten als ausgesprochen vorteilhaft für Deinen Verdauungstrakt. Wenn sich dort viele gute Bakterien gesund und glücklich tummeln, fühlen sich Körper und Seele wohl. Als Nahrung brauchen glückliche Bakterien sogenannte Präbiotika (z.B. Zwiebeln, Bananen, Knoblauch oder Hülsenfrüchte).

- Bei mir bewirken natürliche Nahrungsergänzungsmittel mit hoher Bioverfügbarkeit wahre Wunder für mein Wohlbefinden. Wenn Du Dich bereits seit Jahren ungesund ernährst und nicht sicher bist, wie gesund und ausgewogen Du Dich wirklich ernährst - vielleicht weil Du Gemüse nicht besonders magst - dann könnte das auch für Dich passen. Vegetarier und Veganer können so Mangelerscheinungen vorbeugen. Meiner Meinung nach ist Vorbeugung immer besser als hinterher mit einer Krankheit dazustehen. Vor Erkältungen und anderen Volkskrankheiten schützt man sich am besten, bevor man sie hat. Erkundige Dich bei Deinem Arzt oder Ernährungsberater, was für Dich das Richtige ist.

Drei einfache Schritte

Schritt 1   I 💜 ME Soviel-Du-willst

Von dieser Liste kannst Du frei wählen und so viel essen, wie Du möchtest. Hauptsache, Du hältst Dich an die 50:50 Regel und die fettarme Zubereitungsmethode (siehe oben).

Obwohl Du von dieser Liste soviel essen darfst wie Du willst, behalte bitte die Lebensmittelpyramide im Auge. Bedenke, dass Du von den Nahrungsmitteln in der Mitte oder im oberen Teil der Pyramide deutlich weniger essen solltest als von den Nahrungsmitteln, die unten in der Pyramide gelistet sind.

Schritt 2   1 Lebensmittel pro Tag von der 💜-Liste
2 Lebensmittel pro Tag von der 💜 💜-Liste

Schritt 3   **Täglich bis zu 300 kcal extra!**

Iss zuzüglich insgesamt bis zu 300 kcal pro Tag, was immer Du möchtest.

Obst

• Ananas	• Guave	• Stachelbeere
• Apfel	• Himbeere	• Tangerinen
• Aprikose	• Johannisbeere	• Tangelo (Ugli)
• Banane	• Karambola	• Traube
• Birne	(Sternfrucht)	• Zitrone
• Blaubeere	• Kirsche Kiwi	• Zwetschge
• Brombeeren	• Kumquat	• Pampelmuse
• Clementine	• Limone	• Papaya
• Cranbeere	• Loganbeere	• Passionsfrucht
• Drachenfrucht	• Lychee	• Persimmon
(Pitahaya)	• Mandarine	• Pfirsich
• Erdbeere	• Mango	• Pflaume
• Feige	• Melonen	• Physalis
• Granatapfel	• Nektarine	• Rambutan
• Grapefruit	• Orange	• Rhabarber
		• Satsuma

Obst bitte nicht einkochen, mixen, pürieren oder als Saft trinken, um Deinen Abnehmerfolg nicht zu gefähren!

Gemüse

- Alfafasprossen
- Amaranth
- Artichocke
- Aubergine
- Bambussprossen
- Blattsalat
- Blumenkohl
- Bohnensprossen
- Broccoli
- Brunnenkresse
- Chicoree
- Chillieschote
- Chinakohl
- Endivie
- Fenchel
- Feuerbohne (Prunkbohne)
- Frühlingszwiebel
- Grüne Bohne
- Grünkohl
- Gurke (Salat- und Gewürzgurke)
- Kapern
- Karotten
- Kartoffeln
- Knoblauch
- Kohl
- Kresse
- Kürbis
- Lauch
- Mais
- Mangold
- Meerfenchel
- Okra
- Pak Choi
- Paprika
- Pastinake
- Pilze
- Plantain
- Radicchio
- Radieschen
- Rettich
- Rosenkohl
- Rote Beete
- Rucola
- Schalotten
- Sellerie
- Senf
- Spargel
- Spinat
- Steckrübe
- Süßkartoffel
- Tomaten, frisch
- Tomaten, Dose/Passata/ Tomatenpüree (jeweils ohne Öl)
- Wasserkastanie
- Weinblätter
- Zucchini
- Zuckerschoten

Fisch & Meeresfrüchte

• Austern	• Krabbe	• Sardinen, frisch oder in der Dose in Salzlake oder Tomatensauce
• Brachse	• Krabben Sticks (Surimi)	
• Dorsch		• Schellfisch
• Fischrogen	• Lachs, frisch, geräuchert oder aus der Dose	• Scholle
• Flunder		• Seebarsch
• Flusskrebs	• Makrele, frisch, in Salzlake oder Tomatensauce (nicht geräuchert)	• Seehecht
• Forelle, blau oder geräuchert		• Seeteufel
• Garnelen		• Sprotten
• Heilbutt	• Meeräsche	• Steinbutt
• Hering	• Meeresfrüchte, gemischt	• Tintenfisch
• Herzmuscheln		• Thunfisch, frisch oder aus der Dose in Salzlake oder Wasser
• Hummer	• Merlan	
• Jacobsmuscheln	• Muscheln	• Venusmuscheln
• Kabeljau	• Nordseekrabben	
• Karpfen	• Rollmops	• Wellhornschnecken
• Kaviar		
• Kohlfisch (Köhler)	• Roter Schnapper	

Fleisch & Geflügel

Hier handelt es sich ausnahmslos um besonders mageres Fleisch, von dem sämtliches Fett sorgfältig entfernt wurde und das ohne Fett oder Öl zubereitet wird – nur ein Hauch von Öl aus dem Sprüher. Von Geflügel bitte die Haut entfernen.

<ul><li>Ente</li><li>Fasan</li><li>Gehacktes (Rind, Schwein oder Geflügel, höchstens 5% Fett)</li><li>Hase</li><li>Hühnchen</li><li>Kalb</li><li>Kaninchen</li><li>Lamm</li><li>Leber (alle Sorten)</li><li>Niere (alle Sorten)</li></ul>	<ul><li>Perlhuhn</li><li>Rebhuhn</li><li>Rind</li><li>Taube</li><li>Schinken, roh, gekocht und geräuchert</li><li>Schwein</li><li>Speck</li><li>Truthahn</li><li>Wachtel</li><li>Wild</li><li>Ziege</li></ul>

Eier sowie Milch- und Soyaprodukte

• Eier (Zubereitung ohne Fett, Öl, Milch oder Sahne) • Hüttenkäse, natur (fettarm) • Naturjoghurt, natur (fettfrei oder sehr fettarm, z.B. Skyr oder 0% Fett griechischer Joghurt, natur)	• Tofu, natur und geräuchert • Magerquark, natur

Reis, Nudeln & Getreide

Bitte ganze Körner verwenden, nicht zermahlen oder Mehlersatz. Also zum Beispiel kein Reismehl verwenden!

Bitte nur Trockenprodukte verwenden und zubereiten. Keine frischen oder feuchten Waren wie zum Beispiel halb vorgekochten Reis, der nur noch kurz in der Mikrowelle aufgewärmt werden muss.

• Buchweizen	• Reis
• Couscous	• Teigwaren wie z.B. Lasagneblätter oder Cannellonirollen
• Nudeln (alle Farben)	
• Perlgraupen	
• Quinoa	• Vollkornnudeln (alle Farben)

Erbsen, Bohnen, Linsen

• Adzukibohne	• Edamame	• Kichererbse
• Baked Beans in Tomatensauce (Dose)	• Erbsen (frisch, aus der Dose, tiefgefroren, püriert)	• Linsen, grün, braun, rot
• Borlotti Bohne		• Mungobohne
• Canellinibohne		• Pintobohne
• Dicke Bohne (auch: Fava-Bohne, Ackerbohne, Saubohne)	• Grüne Bohne	• Schwarzaugen- bohne

Gewürze & Zutaten

- Agar Agar
- Brühe/Bouillon, so fettfrei wie möglich. Frisch, aus Brühwürfeln oder aus Bouillon Pulver
- Essig
- Fettfreie Salatsaucen mit höchstens 50kcal pro 100ml
- Gelatine
- Gewürze
- Kräuter
- Nam Pla (Thailändische FischSauce)
- Öl (wenige Sprüher aus der Ölsprühflasche; nicht gießen)
- Pfeffer
- Soya Sauce
- Süßstoff mit so gut wie keinen Kalorien, z.B. Stevia
- Tabasco
- Tomatenmark (ohne Öl)
- Salz
- Worcestershire Sauce

Getränke

- Cola (kalorienfrei)
- Kaffee, schwarz
- Limonaden (kalorienfrei)
- Mineral- oder gefiltertes Wasser (sprudelnd oder still, ohne Geschmack)
- Tee, alle Sorten

♥-Liste

Pro Tag solltest Du 1 Auswahl von dieser Liste treffen! Bitte verkneife Dir Brot oder Brötchen mit Samen, Körnern, Früchten oder Nüssen, solange Du abnimmst.

Falls Du mehr von diesen Lebensmitteln essen willst, dann zähle bitte die Kalorien, die Du zusätzlich gegessen hast.

WICHTIG: Zum Abnehmen solltest Du am Tag nicht mehr als insgesamt 300 kcal extra essen — egal von welcher der beiden Listen die Kalorien kommen oder ob Du Dir ein paar Kekse oder sonst etwas gönnst, das auf keiner Liste steht!

• 60 g Vollkornbrot • 60 g Vollkornbrötchen • 2 mittelgroße Scheiben Vollkornbrot • 2 mittelgroße Scheiben glutenfreies Vollkorn- oder Mehrkornbrot • 1 große Scheibe Vollkornbrot • 50 g Roggenbrot	• 3 Scheiben Knäckebrot (oder 4 Scheiben besonders dünnes Knäckebrot.) • 2 Scheiben Knäckebrot mit Körnern oder Samen (oder 3 Scheiben besonders dünnes Knäckebrot mit Körnern oder Samen.) • Knäckebrote mit getrockneten Früchten bitte einschränken, also eine Scheibe weniger essen als hier angegeben.

Getrocknet, Trockengewicht:	Gekocht, Kochgewicht:
• 50 g Apfel • 60 g Aprikosen • 50 g Feigen • 40 g Birnen • 65 g Pflaumen **Aus der Dose, Gewicht inkl. Saft:** • 300 g Apfelschnitze • 125 g Aprikosen • 350 g Birnen • 125 g Pflaumen	• 250 g Äpfel • 450 g Aprikosen (frisch) • 300 g Brombeeren • 250 g schwarze Johannisbeeren • 350 g Zwetschgen • 275 g Feigen (frisch) • 350 g Stachelbeeren • 300 g Pfirsich • 350 g Birne • 400 g Pflaumen • 250 g Himbeeren • 350 g rote Johannisbeeren • 500 g Rhabarber • 275 g weiße Johannisbeeren

- 16 Mandeln, ganz
- 20 g Mandelstifte oder –scheiben
- 5 Brazil Nüsse
- 14 Cashew Nüsse
- 7 Esskastanien
- 35 g Kokusnuss, frisch
- 2 gestrichene EL Leinsamen
- 1 gestrichener EL gemischte Nüsse, gehackt
- 35 Pistazien
- 2 gestrichene EL Kürbissamen, geschält
- 2 gestrichene EL Sesamsamen
- 2 gestrichene EL Sonnenblumensamen
- 5 Walnuss Hälften
- 30 kleine ungesalzene Erdnüsse
- 11 Pecan Hälften
- 1 gestrichener EL Pinienkerne
- 13 Haselnüsse

♥♥-Liste

Bitte wähle pro Tag 2 Lebensmittel von dieser Liste! Möchtest Du mehr davon essen, dann zähle die Kalorien der Extraportionen.

WICHTIG: Zum Abnehmen solltest Du am Tag nicht mehr als insgesamt 300 kcal extra essen — egal von welcher der beiden Listen die Kalorien kommen oder ob Du Dir ein paar Kekse oder sonst etwas gönnst, das auf keiner Liste steht!

• 350 ml entrahmte Milch • 250 ml teilentrahmte Milch • 175 ml Vollmilch • 400 ml entrahmte Ziegenmilch • 275 ml teilentrahmte Ziegenmilch • 200 ml Ziegenvollmilch • 200 ml Vollmilch (laktosefrei) • 300 ml teilentrahmte Milch (laktosefrei) • 400 ml Soya-Drink, mit Kalzium, natur, ungesüßt • 300 ml Soyadrink, mit Kalzium,	• 1 l Mandel-Drink, mit Kalzium, natur, ungesüßt • 500 ml Mandel-Drink, mit Kalzium, natur, gesüßt • 250 ml Reis-Drink mit Kalzium, natur, gesüßt Wenn Du andere Milch trinkst als die hier erwähnten Sorten, musst Du ein wenig ausprobieren, bei welcher Menge es mit Deiner Gewichtsabnahme klappt.

• 75 g Frischkäse, natur	• 30 g Cheddar
• 25 g Manchego-Käse	• 35 g Blauschimmelkäse
• 50 g Mozzarella (Kuhmilch)	• 35 g Edamer
• 70 g Mozzarella, fettreduziert	• 30 g Emmentaler
• 90 g Ricotta	• 45 g Feta
• 30 g Ziegenkäse, hart	• 65 g Feta, fettreduziert
• 40 g Ziegenkäse, weich	• 45 g Halloumi, fettreduziert
• 30 g Gouda	• 35 g Halloumi
• 30 g Gruyère	

Wenn Du eine andere Käsesorte essen möchtest als die hier erwähnten oder Du keine Waage zur Hand hast, dann wähle eine Zwei-Daumen große Portion. Dein eigener Daumen, nicht der vom Riesen Goliath.

Im Gegensatz zu den anderen Fingern hat der Daumen nur zwei Fingergliedknochen. Er geht nicht bis zum Handgelenk.

Täglich bis zu 300 kcal extra!

Insgesamt täglich höchstens 300 kcal extra essen! Hier einige Beispiele, wie viele Kalorien in belieben Getränken und Lebensmitteln stecken:

Quelle: eatsmarter.de Webseite. Prüfe bitte regelmäßig nach, ob die Angaben noch so stimmen.

https://eatsmarter.de/abnehmen/kalorien/kalorientabellen

Alkohol

Alle Angaben pro 100 ml

Alster, Radler (2.5 Vol.-%)	**45 kcal**
Altbier (5 Vol.-%)	**41 kcal**
Aperol Spritz (15 Vol.-%)	**140 kcal**
Apfelwein, Cider (6 Vol.-%)	**45 kcal**
Aquavit (40 Vol.-%)	**225 kcal**
Bacardi Superior (37.5 Vol.-%)	**207 kcal**
Baileys Original (17 Vol.-%)	**327 kcal**
Champagner (12.5 Vol.-%)	**80 kcal**
Cola-Bier-Mix (2.5 Vol.-%)	**45 kcal**
Eierlikör (14 Vol.-%)	**270 kcal**
Gin (40 Vol.-%)	**225 kcal**

Grappa (40 Vol.-%)	225 kcal
Hugo (11 Vol.-%)	112 kcal
Kölsch (5 Vol.-%)	42 kcal
Korn, Klarer (32 Vol.-%)	180 kcal
Pils (5 Vol.-%)	42 kcal
Prosecco (11 Vol.-%)	75 kcal
Roséwein (11.5 Vol.-%)	75 kcal
Rotwein (12.5 Vol.-%)	85 kcal
Rum (40 Vol.-%)	225 kcal
Sekt (12.5 Vol.-%)	80 kcal
Starkbier (6 Vol.-%)	60 kcal
Weißwein (11.5 Vol.-%)	75 kcal
Weißweinschorle (6 Vol.-%)	38 kcal
Weizenbier (5 Vol.-%)	40 kcal
Wodka (40 Vol.-%)	225 kcal

Bitte beachte, dass es sich hier um Kalorienangaben für jeweils 100 ml handelt. Wenn 100 ml Rotwein 85 kcal enthalten, dann hat ein Viertel Rotwein (250 ml) also 212,5 kcal. Ein Weizenbierglas fasst üblicherweise einen halben Liter (500 ml). Wenn laut obiger Liste 100 ml Weizenbier 40 kcal enthält, haben 500 ml also 200 kcal.

Genieße alkoholische Getränke bitte in Maßen und grundsätzlich gemäß der Gesundheitsempfehlungen von Ärzten und Krankenkassen.

Säfte & Smoothies

Alle Angaben pro 250 ml

Ananas (Albi)	125 kcal
Apfel, klar (Beckers Bester)	113 kcal
Apfel, trüb (Beckers Bester)	115 kcal
Banane (Granini)	150 kcal
Frühstückssaft (Hohes C)	105 kcal
Grapefruit (Niehoffs Vaihinger)	100 kcal
Karotte (Albi)	85 kcal
Kirsche (Albi)	138 kcal
Maracuja (Beckers Bester)	145 kcal
Multivitamin (Hohes C)	110 kcal
Orange (Hohes C)	108 kcal
Pfirsich (Granini)	135 kcal
Smoothie Ananas-Banane (Chiquita)	160 kcal
Smoothie Himbeer-Granatapfel (Chiquita)	165 kcal
Smoothie Kiwi, Apfel & Limette (Innocent)	125 kcal
Tomate (Albi)	40 kcal

Salzige Snacks

Alle Angaben pro 100g

Brezli (funny-frisch)	367 kcal
Cashewkerne	553 kcal
Chipsfrisch ungarisch	539 kcal
Crunchips Salted (Lorenz)	544 kcal
Erdnuss Locken Classic	500 kcal
Erdnüsse, gesalzen	564 kcal
Kürbiskerne	560 kcal
Natürlich Balsamico (funny-frisch)	513 kcal
NicNac's	529 kcal
Paranüsse	660 kcal
Pistazien, geröstet	615 kcal
Pomsticks Paprika (Lorenz)	542 kcal
Saltletts Sticks (Lorenz)	388 kcal
Studentenfutter mit Rosinen	484 kcal
Tuc Classic (Cracker)	486 kcal
Zwiebli Ringe	516 kcal

Bonbons/Weingummis

Alle Angaben pro 100g

Fisherman's Friend Salmiak	242 kcal
Haribo Color-Rado	352 kcal
Haribo Goldbären	343 kcal
Jelly Belly Sport Beans	358 kcal
Katjes Katzen Pfötchen	341 kcal
Katjes WineGums	331 kcal
Lakritz Schnecken	313 kcal
Mamba Erdbeere	388 kcal
MAOAM Stripes	387 kcal
Mentos Rainbow	390 kcal
Nimm2 Bonbons	374 kcal
Nimm2 Lachgummi	332 kcal
Popcorn	370 kcal
Sallos Das Original	413 kcal
Storck Riesen	442 kcal
Süße Mäuse (Haribo)	363 kcal
Werther's Original Caramelts	611 kcal

Süßer Aufstrich

Alle Angaben pro 100g

Aachener Pflümli (Zentis)	208 kcal
Belfrutta Auslese Orange	226 kcal
Den Gamle Fabrik Ingwer	230 kcal
Erdnussbutter	588 kcal
Frutissima Erdbeere	145 kcal
Frutissima Himbeere	152 kcal
Frutissima Waldfrucht	147 kcal
Gourmet-Frühstück Aprikose (Mövenpick)	195 kcal
Grafschafter Birnenmus	244 kcal
Grafschafter Goldsaft	299 kcal
Hofladen Quitte	215 kcal
Hosteiner Pflaumenmus (Schwartau)	210 kcal
Honig	307 kcal
Nusspli (Zentis)	544 kcal
Nutella	547 kcal
75% Frucht Kiwi (Zentis)	181 kcal

Schokolade

Alle Angaben pro 100g

Balisto Korn-Mix	501 kcal
Bounty	488 kcal
Choco Crossies	521 kcal
Duplo	552 kcal
Hanuta	542 kcal
Kinder Schoko-Bons	575 kcal
KitKat	522 kcal
Lindt Alpenvollmilch	548 kcal
Lindt Excellence 85%	603 kcal
Maltesers	505 kcal
Mars	448 kcal
Milka & Daim	530 kcal
Milka & Oreo	560 kcal
Milky Way	449 kcal
M&M's	496 kcal
Ritter Sport Nugat	546 kcal
Ritter Sport Olympia	562 kcal
Snickers	503 kcal
Toffifee	514 kcal

Kaffee & Tee

Alle Angaben pro 300 ml

Cappuccino mit Vollmilch	65 kcal
Caramel Macciato (Starbucks)	169 kcal
Chai Tea Latte (Starbucks)	152 kcal
Eiskaffee	130 kcal
Filterkaffee	6 kcal
Früchtetee/Grüner Tee/Kräutertee	3 kcal
Kombucha Classic (Carpe Diem)	87 kcal
Kombucha Quitte (Carpe Diem)	87 kcal
Latte Macciato mit Vollmilch	80 kcal
Malzkaffee	16 kcal
Milchkaffee mit Vollmilch	70 kcal
Schwarzer Tee	3 kcal
Sparkling Ice Tea (Lipton)	105 kcal

Und nach dem Abnehmen ...

Hurra, Du hast Deine Wunschfigur erreicht. Oder willst Du eine kleine Abnehmpause machen? Jetzt ist es wichtig, dass Du nicht gleich wieder in alte Gewohnheiten zurückfällst. Da Du diese während des Abnehmens weitgehend geändert hast, sollte es Dir nicht schwer fallen, diese neuen Verhaltensweisen beizubehalten. Die gesündere Zubereitungsmethode wird Dir nun auch deutlich leichter von der Hand gehen. So macht das Selberkochen richtigen Spaß! Auch im Restaurant oder auf Partys weißt Du, zu welchen Getränken und Speisen Du greifen kannst, und wie Du Dich für alle Fälle vorbereiten solltest.

Obwohl Du nun nicht mehr abnehmen möchtest, hältst Du Dich am besten weiterhin an den I ♥ ME Ernährungsplan. Allerdings darfst Du jetzt mehr gesunde Fette und Lebensmittel verwenden. Zum Beispiel Avocado und Oliven oder mehr Nüsse. Körner und Samen in Vollkornbrot oder Salat passen jetzt auch wieder prima. Von den köstlichen Lebensmitteln auf der ♥-Liste könntest Du nun zum Beispiel zwei Portionen auswählen, statt einer. Vielleicht möchtest Du auch ein wenig mehr Käse über die Spaghetti streuen, bei Milchprodukten vorsichtig auf eine fetthaltigere Version umsteigen oder etwas mehr Öl unter die Salatsauce mischen. Wichtig ist, dass Du Dich auf die guten, gesunden Fette konzentrierst, nicht auf Wurstwaren, Süßigkeiten, Fritten, Desserts oder Teigwaren & Co. Was vor dem Abnehmen ungesund war, ist es noch immer. Du tust Deinem Körper nichts Gutes, zu solchen Speisen zurückzukehren.

Halte Dich bitte weiterhin an die wichtigen I ♥ ME Grundsätze, wie zum Beispiel die 50:50 Methode, den Öl-Sprüher zum Kochen oder die „Nicht mehr als 300 kcal extra"-Regel. Idealerweise wiegst Du Dich regelmäßig, denn nun geht es darum, die richtige Nahrungsmenge zu finden, bei der Du Deine Wunschfigur behältst. Nicht vergessen: Ein Zuviel an gesunden Lebensmitteln und Getränken führt ebenso zu Gewichtszunahme wie ein Zuviel an weniger gesunden.

Es wird einige Tage oder auch Wochen dauern, bis Du das richtige Maß gefunden hast. Jeder Körper tickt anders, deshalb vergleiche Dich bitte nicht mit Freunden. Ganz wichtig ist, dass Du das Mehr an Bewegung und die sportlichen Aktivitäten, die Du eingeführt hast, auch in Zukunft beibehältst. Dazu noch eine ordentliche Portion Selbstliebe – so bleibst Du immer auf dem richtigen Weg! Ich wünsche Dir von Herzen, das Du Dein Leben lang an Deiner Figur und einem gesünderen, fitteren Körper Freude hast!

Falls Du mich mit Fragen, Lob oder Anregungen kontaktieren oder mir von Deinen Erfolgen und Misserfolgen erzählen möchtest, so kannst Du das hier tun:

Liebevoll.schlank@gmail.com

Herzlichst,

Bettina

Ganz herzlichen Dank!

... an meine wunderbare Familie, die meine ständigen Diäten und den dazugehörigen Frust jahrelang engelsgleich ertragen hat.

... an Carolin von Saint-Paul, meine allerbeste Freundin, die als Erste mein Manuskript gesehen und kommentiert hat. So schade, dass Du das fertige Buch nun von oben im Himmel herab liest.

... an meinen Freund Luigi Demurtas für das wunderschöne Cover, das Herz-Diagramm zum S.C.H.L.A.N.K. System am Anfang des Buches und das Erstellen des Drucksatzes.

... an meine Freunde Dr. med. Klaus Fresenius und seine Frau Irja, die mich fabelhaft beim Schreiben unterstützt und beraten haben.

... an meine Freundin Evelyn Bachmann für ihre Beratung zum Thema Darmkur und Nahrungsergänzungsmittel.

... an meinen Freund Claus Böckmann für die hilfreichen Korrekturen und Mut machenden Kommentare.

... an Franz und Brigitte Pöschl vom Landhaus Griessee in Obing, wo ich einen Großteil des Manuskripts geschrieben habe.

... an die HML-Media und insbesondere Herrn Harald Landgraf für die Veröffentlichung dieses Buches.

... und an alle anderen, die ich vergessen habe. Euch danke ich dann umso herzlicher beim nächsten Wiedersehen.

I♥ME Ernährungstagebuch für eine Woche

Vorlage zum Kopieren

I♥ME So-viel-Du-willst	♥ und ♥♥	Extras (max. 300 kcal)

Extras (max. 300 kcal)

♥ und ♥ ♥

I ♥ ME So-viel-Du-willst